DEBORAH JAPPELLI

MÉTODO ANSIEDADE LPS

Livre pra Sempre

SUMÁRIO

INTRODUÇÃO

Ansiedade - Método LPS

Ansiedade – Livre pra Sempre

Autocura e Controle para uma vida livre da ansiedade.

Esse livro é parte integrante do **Método Ansiedade LPS**, desenvolvido por mim como terápia integrativa para a ansiedade. Dentro do Método as pessoas recebem um acompanhamento e exercicios especificos, técnicas e terapias personalizadas e individuais.

Bem-vindo!

Bem-vindo ao nosso livro **"Ansiedade - Método LPS: Autocura e Controle para uma Vida Livre da Ansiedade"**. Este livro foi criado com um propósito claro: fornecer um mergulho profundo no mundo complexo da ansiedade. É destinado a uma ampla audiência, desde aqueles que enfrentam diariamente os desafios da ansiedade até terapeutas holísticos e integrativos que desejam aprimorar suas habilidades no tratamento desse transtorno com abordagens complementares.

A ansiedade é uma batalha que muitos de nós enfrentam em silêncio, uma luta interna que pode ser paralisante e debilitante. Nossa missão é fornecer conhecimento e ferramentas poderosas para entender as raízes da ansiedade, enfrentá-la de maneira eficaz e, finalmente, libertar-se desse fardo.

É importante destacar que este livro não é um substituto para tratamentos médicos ou psicológicos. Pelo contrário, é uma abordagem complementar destinada a enriquecer e aprofundar o seu entendimento sobre a ansiedade. Se você estiver em tratamento com medicações prescritas ou em psicoterapia, recomendamos veementemente que continue seguindo as orientações do seu médico ou terapeuta.

O que oferecemos aqui é uma oportunidade de expansão do conhecimento, uma exploração das raízes profundas da ansiedade e técnicas terapêuticas que têm mostrado resultados significativos. Este livro é um guia para uma jornada rumo à compreensão, ao alívio e, finalmente, à liberdade da ansiedade.

Lembre-se de que você não está sozinho nesta jornada. Estamos aqui para apoiá-lo a cada passo do caminho. Avancemos juntos na busca por uma vida livre da ansiedade.

Sobre a Autora e a Abordagem

Este livro é uma obra da autora **Deborah Jappelli**, terapeuta integrativa vibracional dedicada a ajudar as pessoas a superarem os desafios da ansiedade e a encontrarem o equilíbrio interior. Deborah traz consigo uma vasta experiência e conhecimento em diversas técnicas terapêuticas que têm se mostrado eficazes no tratamento da ansiedade.

Neste livro, você encontrará uma seleção cuidadosa das técnicas que Deborah utiliza em sua prática, detalhadas e explicadas de forma a permitir que você as compreenda e aplique em sua vida. No entanto, Deborah fez questão de ir além. Ela acredita na riqueza da diversidade terapêutica e na singularidade de cada indivíduo. Portanto, neste livro, além das técnicas que ela domina, você também encontrará uma ilustração de outras abordagens terapêuticas que são igualmente eficazes.

Entendemos que a busca pelo tratamento da ansiedade é uma jornada pessoal e única, e é por isso que oferecemos essa perspectiva abrangente.

Queremos que você saiba que as técnicas aqui apresentadas são amostra do vasto mundo de possibilidades terapêuticas que são parte integrante do Método LPS. Cada pessoa é única, e o que funciona para um pode não funcionar da mesma forma para outro. E mais: o resultado melhor é fruto de uma sinergia de técnicas, do comprometimento da pessoa com o resultado e da capacidade pessoal do terapeuta.

Portanto, ao explorar este livro, tenha em mente que você está obtendo uma visão ampla das técnicas disponíveis para o tratamento da ansiedade. Se você se sentir atraído por uma abordagem específica, recomendamos que procure um terapeuta especializado nessa técnica para uma experiência terapêutica completa e personalizada.

Lembre-se de que sua jornada em direção a uma vida livre da ansiedade é única, e estamos aqui para apoiá-lo em cada passo do caminho.

O Método Ansiedade LPS:
Sua Jornada para uma Vida Sem Ansiedade

Deborah Jappelli, a autora deste livro, é a brilhante mente por trás do revolucionário Método Ansiedade LPS, conhecido por proporcionar liberdade duradoura da ansiedade.

Este método é uma sinergia única de diversas terapias que Deborah aprimorou ao longo de anos de prática terapêutica.

Ele incorpora abordagens holísticas, energéticas e vibracionais, oferecendo aos clientes uma jornada de autocura profunda e transformadora.

Este livro desempenha um papel fundamental no método, servindo como a base de conhecimento para todos aqueles que desejam enfrentar e superar esse inimigo silencioso chamado ansiedade. Sabemos que, para vencer qualquer guerra, é essencial conhecer o inimigo e as armas que ele utiliza. É por isso que este livro foi cuidadosamente desenvolvido para fornecer a você um entendimento profundo da ansiedade e das técnicas que podem ajudar a combatê-la.

Aqui, oferecemos uma visão detalhada das raízes da ansiedade, suas manifestações e, mais importante, estratégias eficazes para reduzi-la e, finalmente, superá-la.

Cada capítulo é um passo na sua jornada em direção à liberdade emocional e ao bem-estar.

Além disso, gostaríamos de salientar que este livro é uma parte integrante do Método Ansiedade LPS. Para aqueles que decidirem dar o próximo passo em direção a uma vida livre da ansiedade e se inscreverem em nossa terapia personalizada, o valor deste livro será descontado do custo total do tratamento. Acreditamos que esse conhecimento é essencial para sua jornada de cura e bem-estar, e estamos comprometidos em apoiá-lo em cada etapa do processo.

Lembre-se de que você não está sozinho nesta jornada.

Juntos, com Deborah, construindo um caminho para uma vida livre da ansiedade.

O Método LPS:

Uma Abordagem Inovadora para Enfrentar a Ansiedade

O **Método LPS** é mais do que uma simples terapia para combater a ansiedade.

É uma jornada única e transformadora que se distancia das abordagens convencionais. Sabemos que a ansiedade é um inimigo silencioso que pode afetar profundamente a vida das pessoas, levando-as a procurar soluções em consultórios médicos e terapias diversas.

Muitas vezes, aqueles que sofrem de ansiedade passam por uma série de médicos e terapeutas em busca de respostas, pulando de uma abordagem para outra na esperança de encontrar alívio. Nosso método complementa e não substitui as terapias médicas, farmacológicas ou de psicoterapia que você está realizando. Pelo contrário, oferecemos um suporte constante ao longo de dois meses, fornecendo ferramentas adicionais para que você possa enfrentar a ansiedade de forma mais eficaz e confiante.

O **Método LPS** oferece uma abordagem completamente diferente. Nossa abordagem não apenas oferece técnicas eficazes para combater a ansiedade, mas também fornece um suporte contínuo para aqueles momentos difíceis.

Entendemos que a ansiedade pode deixar as pessoas completamente paralisadas pelo medo e pelo pânico, muitas vezes, sem saber como agir. Imagine não ter que enfrentar uma crise de ansiedade sozinho.

Imagine ter um apoio que compreende o que você está passando. Com o **Método LPS**, você terá a oportunidade de aplicar práticas que o colocarão em movimento para combater a ansiedade de maneira eficaz.

Além disso, ao longo do tempo, criamos grupos e encontros onde você pode compartilhar suas experiências e ouvir as histórias de outras pessoas que enfrentam ansiedade.

O **Método LPS** tem uma duração de dois meses, ou melhor é estruturado em um módulo de dois meses, que pode ser renovado. Durante esse período, os cliente têm a oportunidade de participar de quatro encontros, cada um com duração de aproximadamente duas horas.

Vale ressaltar que, no **Método LPS,** não trabalhamos com sessões convencionais de 40 ou 50 minutos, espaçadas por uma semana.

Em vez disso, os encontros são etapas contínuas do método, e o suporte é constante.

Cada encontro é uma oportunidade para explorar conteúdos, técnicas e exercícios essenciais para o combate à ansiedade. Além disso, serão aplicadas terapias energéticas específicas como parte integrante do método. A abordagem é projetada para fornecer suporte constante ao longo do período do método, permitindo que os participantes avancem em direção à libertação da ansiedade.

O Método LPS é renovável, se necessário, para garantir que cada indivíduo tenha o tempo e o suporte adequados para sua jornada única em direção à superação da ansiedade.

Uma vez concluído o **Método LPS** em sua etapa intensiva de dois meses, oferecemos a opção de participar de **um programa de acompanhamento** contínuo. Este programa é projetado para fornecer apoio adicional e aprofundamento após a conclusão bem-sucedida do método.

O programa de acompanhamento tem uma estrutura diferente, com encontros quinzenais e a oportunidade de participar de um grupo de apoio exclusivo. Além disso, oferecemos sessões especiais com a participação de profissionais convidados, terapeutas e palestrantes, que compartilharão seus conhecimentos e experiências.

Este programa de acompanhamento mensal, disponível por assinatura, é ideal para aqueles que concluíram o **Método LPS,** adquiriram as habilidades necessárias para controlar a ansiedade e desejam continuar aprofundando sua jornada em direção a uma vida livre da ansiedade.

Introdução
A Jornada para o Entendimento

A ansiedade é uma resposta natural e fundamental do nosso corpo diante de situações percebidas como ameaçadoras.

Ela tem raízes profundas na evolução humana e está ligada ao nosso cérebro reptiliano, que é responsável por funções básicas de sobrevivência.

Nos tempos antigos, nossos ancestrais primitivos dependiam dessa resposta de ansiedade para sobreviverem em um mundo repleto de perigos. Quando eles se deparavam com ameaças como predadores ou situações de perigo, o cérebro reptiliano reagia rapidamente. Ele ativava o sistema de "luta ou fuga", liberando hormônios como a adrenalina para aumentar o estado de alerta e o foco, acelerando o coração e direcionando o fluxo sanguíneo para os músculos.

Isso permitia que nossos antepassados enfrentassem ameaças ou fugissem delas com maior eficácia.

No entanto, nos dias atuais, o cenário é muito diferente. Embora as ameaças físicas diretas tenham diminuído significativamente, nossos cérebros ainda mantêm essa resposta de ansiedade enraizada. Portanto, em vez de enfrentar predadores, muitas vezes enfrentamos situações estressantes no trabalho, preocupações financeiras ou sociais.

Quando o cérebro percebe esses desafios como ameaças, ele dispara a resposta de ansiedade, causando os sintomas familiares, como palpitações, sudorese, tensão muscular e pensamentos acelerados.

Para algumas pessoas, isso pode levar a crises de ansiedade ou pânico, quando o cérebro entra em um estado de alerta extremo, mesmo diante de ameaças percebidas.

É importante compreender que a ansiedade, em sua forma natural, é uma resposta adaptativa e essencial para nossa sobrevivência. No entanto, nos tempos modernos, ela pode se tornar desregulada, levando a transtornos de ansiedade. Felizmente, a ciência e a terapia moderna oferecem maneiras de ajudar as pessoas a controlar e gerenciar essas respostas de ansiedade, permitindo uma vida mais equilibrada e saudável.

Através da terapia integrativa vibracional, aprofundamento cognitivo, informação, técnicas de relaxamento, meditação e compreensão de como nosso cérebro reage aos estímulos, é possível aprender a lidar de forma mais eficaz com a ansiedade.

A educação sobre a função da ansiedade no contexto evolutivo também pode ajudar as pessoas a compreenderem por que seu cérebro reage dessa maneira e a reduzirem o medo associado a essas respostas.

Assim, embora a ansiedade seja uma parte intrínseca da nossa biologia, a ciência e a terapia moderna podem nos capacitar a gerenciá-la de maneira saudável, permitindo que vivamos vidas mais equilibradas e menos dominadas pela ansiedade.

A Função da Ansiedade no Contexto Evolutivo:
Sobrevivência e Adaptação

A ansiedade é uma resposta emocional e física inerente aos seres humanos e a muitos outros animais. No contexto evolutivo, a ansiedade desempenhou um papel crucial na sobrevivência e adaptação das espécies ao longo das eras. Vamos explorar como essa resposta emocional complexa se encaixa na história evolutiva da humanidade.

1. O Sistema de Alarme Interno:

A ansiedade é, em sua essência, uma resposta do sistema nervoso autônomo que prepara o corpo para lidar com ameaças percebidas. Quando nossos ancestrais viviam em ambientes repletos de perigos, como predadores, a ansiedade desempenhava um papel vital como um sistema de alerta precoce. Quando um indivíduo detectava uma ameaça em potencial, seu corpo reagia rapidamente, liberando hormônios do estresse, como o cortisol e a adrenalina, preparando-o para a luta ou fuga.

2. Vigilância Constante:

A ansiedade também serviu como um mecanismo de vigilância constante. Nossos antepassados precisavam estar sempre atentos a sinais de perigo iminente, como a movimentação de arbustos ou sons estranhos na floresta. Aqueles que eram mais ansiosos, por assim dizer, estavam mais preparados para responder a tais ameaças, o que aumentava suas chances de sobrevivência e reprodução.

3. Preparação para a Ação:

Além de aumentar a vigilância, a ansiedade também preparava o corpo para ação imediata. Isso incluiu um aumento na frequência cardíaca, respiração mais rápida e uma maior capacidade de concentração. Todos esses elementos eram essenciais para lutar contra um predador ou escapar de uma situação perigosa.

4. O Conceito de Ansiedade Contextual:

A ansiedade moderna pode parecer excessiva em muitas situações, mas isso deve ser entendido em um contexto evolutivo. Quando nossos ancestrais enfrentavam ameaças graves, como predadores famintos, a ansiedade intensa era apropriada. No entanto, a sociedade moderna trouxe uma série de novas fontes de ansiedade, como preocupações financeiras ou sociais, que podem parecer desproporcionais em comparação com as ameaças de nossos antepassados.

5. A Herança Evolutiva:

Nossa herança evolutiva ainda está presente em nosso DNA. Portanto, muitos de nós ainda experimentamos ansiedade em resposta a situações percebidas como ameaçadoras.

No entanto, a complexidade da vida moderna e as mudanças rápidas na sociedade podem fazer com que a ansiedade seja desencadeada por fatores que não representam ameaças diretas à nossa sobrevivência.

6. A Importância do Equilíbrio:
Embora a ansiedade tenha desempenhado um papel crítico na sobrevivência de nossos antepassados, é fundamental encontrar um equilíbrio saudável no mundo moderno.

A ansiedade crônica e excessiva pode prejudicar a qualidade de vida e contribuir para problemas de saúde mental. Portanto, entender sua função evolutiva nos ajuda a lidar melhor com essa resposta emocional e a procurar maneiras saudáveis de gerenciá-la.

Em resumo, a ansiedade é uma herança evolutiva que teve um papel fundamental na sobrevivência e adaptação de nossos ancestrais. Embora a vida moderna apresente desafios diferentes, essa resposta emocional continua a desempenhar um papel em nossa vida cotidiana.

A chave está em reconhecer e gerenciar a ansiedade de maneira saudável, aproveitando sua função adaptativa enquanto minimizamos seu impacto negativo em nosso bem-estar.

O Preparo para a Ação dos Nossos Ancestrais e as Descargas de Adrenalina na Ansiedade

A ansiedade, no contexto evolutivo, desencadeia uma série de respostas físicas e emocionais destinadas a preparar o organismo para a ação iminente. Central para essa preparação está a liberação de adrenalina, um hormônio e neurotransmissor que desempenha um papel fundamental no sistema de resposta ao estresse. Vamos explorar como a adrenalina afeta o corpo e como isso se traduz em sensações e sintomas durante episódios de ansiedade.

1. Liberação de Adrenalina:
Quando uma situação é percebida como ameaçadora, seja real ou apenas percebida, o cérebro ativa uma região chamada amígdala, que desencadeia o sistema de resposta ao estresse. Isso resulta na liberação rápida de adrenalina pelas glândulas suprarrenais, localizadas nos rins.

2. Ação da Adrenalina:
A adrenalina é muitas vezes chamada de **"hormônio do estresse"** porque, quando liberada, desencadeia uma série de respostas físicas destinadas a aumentar a capacidade do corpo de enfrentar uma ameaça.

Algumas das ações da adrenalina incluem:

- Aumento da Frequência Cardíaca:
A adrenalina estimula o coração, levando a um aumento na frequência cardíaca. Isso garante que o sangue, juntamente com oxigênio e nutrientes, seja bombeado para os músculos e cérebro em preparação para ação.

- Aumento da Pressão Arterial: A pressão arterial aumenta para garantir um suprimento adequado de sangue e oxigênio para todo o corpo.

- Dilatação dos Brônquios: Os brônquios nos pulmões se dilatam, permitindo uma maior absorção de oxigênio.

- Mobilização de Energia: A adrenalina estimula a liberação de glicose e ácidos graxos no

sangue, fornecendo uma fonte imediata de energia para os músculos.

3. Sensações durante uma Descarga de Adrenalina:

Quando a adrenalina entra em ação, é comum experimentar uma série de sensações físicas e emocionais, que podem incluir:

- **Aceleração dos Batimentos Cardíacos:** O coração pode bater mais rapidamente, às vezes sentindo-se como palpitações.

- **Sensação de Excitação ou Agitação:** Você pode se sentir agitado, com dificuldade para ficar parado

- **Respiração Rápida ou Superficial:** A respiração pode ficar mais rápida, e você pode sentir falta de ar.

- **Sudorese Aumentada:** Você pode suar mais do que o normal, especialmente nas mãos e axilas.

- **Tensão Muscular:** Os músculos podem ficar tensos, prontos para a ação.

- **Sensação de Nervosismo ou Pavor:** ansioso ou até mesmo com medo. Emocionalmente, você pode se sentir nervoso.

4. Sintomas de Ansiedade e Adrenalina:

Essas sensações e respostas físicas são frequentemente observadas durante episódios de ansiedade. Pessoas com transtornos de ansiedade frequentemente experimentam a **liberação de adrenalina** como parte de suas reações ao estresse, mesmo em situações que não apresentam ameaça real. Isso pode levar a sintomas como **ataques de pânico**, onde a liberação de adrenalina é intensa e leva a uma sensação avassaladora de ansiedade.

Entender como a adrenalina afeta o corpo e contribui para os sintomas de ansiedade é um passo importante no gerenciamento eficaz da ansiedade. Estratégias como a respiração profunda, a prática de mindfulness e a terapia cognitivo-comportamental são frequentemente usadas para ajudar as pessoas a lidar com a ansiedade e suas respostas físicas, incluindo as descargas de adrenalina.

Questionário inicial

Aqui você encontra um questionário inicial para que eu possa conhecer melhor você e você possa também conhecer melhor a sua ansiedade. Pode ser que você não saiba responder algumas das perguntas nesse momento inicial, mas com certeza você saberá responder a todas elas quando terminará a leitura deste livro.

Este livro faz parte do **Método LPS (Livre para Sempre da Ansiedade).**

Se você já está participando do método, esse questionário será a primeira etapa. Se você adquiriu o livro de forma avulsa, também será muito importante fazer este exercício.

Você pode preencher o questionário no início da leitura do livro e, posteriormente, voltar a ele depois do estudo, e poderá perceber como sua compreensão será diferente e como esse conhecimento seja fundamental no combate à ansiedade. Portanto, responda em uma folha separada ou em um caderno.

Responda a todas essas perguntas da forma mais sincera possível.

Lembre-se de que o Método LPS é o caminho para a liberdade da ansiedade.

Perguntas

1. Em que época da vida você experimentou suas primeiras crises de ansiedade?

2. Você consegue identificar eventos traumáticos ou estressantes da infância que possam estar relacionados à sua ansiedade?

3. Você está ciente do tipo de ansiedade que experimenta? (Ansiedade generalizada, social, fobias, etc.)

4. Quais são os principais gatilhos que desencadeiam suas crises de ansiedade?

5. Quais são os sintomas que você experimenta durante uma crise de ansiedade? (Exemplo: palpitações, sudorese, tremores, pensamentos acelerados, etc.)

6. Com que frequência você tem essas crises?

7. Há algum padrão de desencadeamento das crises? Por exemplo, elas ocorrem em situações específicas ou em momentos do dia?

8. Você já recebeu algum diagnóstico formal de transtorno de ansiedade, como Transtorno de Ansiedade Generalizada (TAG) ou Transtorno do Pânico?

9. Como você descreveria seu nível de estresse diário?

10. Você faz uso de alguma medicação para controlar a ansiedade? Se sim, qual?

11. Há histórico de transtornos de ansiedade em sua família?

12. Você já teve acompanhamento psicológico ou psiquiátrico anteriormente para tratar a ansiedade? Se sim, qual foi o resultado desse tratamento?

13. Como você se sente em relação ao seu trabalho ou estudos? Isso causa estresse adicional?

14. Quais são seus principais objetivos ou preocupações atuais?

15. Você tem algum histórico de abuso de substâncias, como álcool ou drogas?

16. Como você lida com conflitos e pressões do dia a dia?

17. Há alguma situação específica que você evita devido à ansiedade?

18. Como é sua rotina matinal, desde o momento em que acorda até sair de casa?

19. Como é sua rotina de trabalho ou estudo? Isso inclui o ambiente e a carga de trabalho.

20. Qual é sua rotina ao longo do dia? Liste atividades, responsabilidades e interações sociais.

21. Como é sua rotina antes de dormir? Inclui hábitos como assistir TV, usar dispositivos eletrônicos, leitura, etc.

22. Como você avaliaria a qualidade do seu sono? Quantas horas de sono você normalmente obtém?

23. Você pratica exercícios físicos regularmente?

24. Você tem um sistema de apoio forte em sua vida, como amigos ou familiares em quem pode confiar?

25. Você utiliza estratégias de relaxamento, como meditação, respiração profunda, ioga ou outras técnicas semelhantes para lidar com a ansiedade?

Capítulo 1

Tipos de Ansiedade

Ansiedade Generalizada:
Quando a Preocupação Domina

Entender a ansiedade generalizada é o primeiro passo para lidar com esse transtorno. Quando você reconhece que a preocupação excessiva e persistente que está sentindo não é apenas "preocupação normal", mas sim um sintoma de um problema maior, você pode tomar
medidas para enfrentá-lo.

Os Fatores de Risco

Alguns fatores podem aumentar o risco de desenvolver ansiedade generalizada. Esses fatores incluem:

- História familiar de transtornos de ansiedade.
- Eventos traumáticos ou estressantes na vida.
- Personalidade mais propensa à preocupação.
- Problemas de saúde física.
- Uso excessivo de substâncias, como álcool ou drogas.

A Importância da Busca por Ajuda Profissional

Embora seja possível lidar com a ansiedade generalizada por conta própria, buscar ajuda profissional é altamente recomendado.

Os terapeutas e médicos especializados em saúde mental têm experiência em diagnosticar e tratar transtornos de ansiedade, e podem oferecer orientação valiosa.

A Jornada de Autocuidado

Além do tratamento profissional, a ansiedade geralmente responde bem a práticas de autocuidado. Isso inclui:

- Estabelecer uma rotina regular de sono.
- Adotar uma dieta equilibrada.
- Praticar exercícios físicos regularmente.
- Aprender técnicas de relaxamento, como meditação e respiração profunda.
- Reduzir o consumo de cafeína e álcool.

A Construção de uma Rede de Apoio

Contar com o apoio de amigos e familiares também é fundamental no processo de enfrentamento da ansiedade generalizada. Ter pessoas em quem confiar e compartilhar seus sentimentos pode aliviar a sensação de isolamento que frequentemente acompanha esse transtorno.

A ansiedade generalizada é um dos tipos mais comuns de transtornos de ansiedade, afetando milhões de pessoas em todo o mundo. Ela se caracteriza por preocupações persistentes e excessivas sobre uma ampla variedade de tópicos, mesmo quando não há motivo aparente para preocupação.

Essa ansiedade difusa pode se tornar avassaladora, interferindo na qualidade de vida e no funcionamento diário.

Os Sintomas da Ansiedade Generalizada

Pessoas com ansiedade generalizada frequentemente experimentam uma série de sintomas físicos, emocionais e cognitivos. Estes podem incluir:

Preocupações Excessivas e Constantes

A característica mais marcante da ansiedade generalizada é a presença constante de preocupações. Essas preocupações tendem a ser desproporcionais às situações reais e podem variar de problemas de saúde, preocupações financeiras, relacionamentos, trabalho e outros aspectos da vida diária.

Inquietação e Tensão Muscular

A ansiedade geralmente se manifesta fisicamente, causando tensão muscular, inquietação e sensações de "borboletas no estômago". Isso pode levar a dores musculares crônicas e fadiga.

Irritabilidade

Pessoas com ansiedade generalizada muitas vezes se sentem irritáveis e podem reagir de forma exagerada a situações estressantes.

Dificuldade de Concentração

A preocupação constante pode dificultar a concentração em tarefas diárias, tornando-se um desafio realizar o trabalho ou cumprir obrigações acadêmicas.

Distúrbios do Sono

Problemas de sono, como insônia ou dificuldade em adormecer, são comuns em pessoas com ansiedade generalizada. A mente continua a girar mesmo quando o corpo está exausto.

Sintomas Físicos

Os sintomas físicos podem incluir sudorese excessiva, tremores, palpitações, boca seca, tontura e náusea.

As Causas da Ansiedade Generalizada

A ansiedade generalizada pode surgir de uma combinação complexa de fatores. Alguns dos principais contribuintes incluem:

Genética

A predisposição genética desempenha um papel na ansiedade generalizada, com pessoas que têm familiares com histórico de ansiedade sendo mais suscetíveis.

Traumas e Estressores

Traumas passados, experiências estressantes e eventos de vida negativos podem desencadear ou piorar a ansiedade generalizada.

Desequilíbrios Químicos

Mudanças nos neurotransmissores cerebrais, como a serotonina, podem contribuir para a ansiedade.

Personalidade

Indivíduos com tendências perfeccionistas ou excessivamente preocupados têm maior probabilidade de desenvolver ansiedade generalizada.

Estilo de Vida e Hábitos

Fatores como falta de exercício, má alimentação, consumo excessivo de cafeína e uso de substâncias podem aumentar a ansiedade.

Tratamento da Ansiedade Generalizada

A boa notícia é que a ansiedade generalizada é tratável.

A abordagem tradicional de tratamento geralmente envolve uma combinação de terapias, medicamentos e mudanças no estilo de vida. Terapias cognitivo-comportamentais (TCC) têm sido bastante eficazes no tratamento da ansiedade generalizada, ajudando as pessoas a desafiar padrões de pensamento negativos e a desenvolver estratégias de enfrentamento saudáveis. Nosso método, que combina conhecimento e terapias vibracionais eficazes e diferenciadas, adaptadas a cada pessoa e situação, consegue resultados incríveis.

É importante lembrar que cada indivíduo é único, e o tratamento deve ser adaptado às necessidades específicas de cada pessoa. Com o apoio certo, a ansiedade generalizada pode ser gerenciada e superada, permitindo que as pessoas recuperem o controle de suas vidas.

Neste capítulo, exploramos a ansiedade generalizada, seus sintomas, causas e opções de tratamento.

Nos próximos capítulos, continuaremos a desvendar outros tipos de ansiedade, oferecendo um guia completo para compreender e superar esse desafio.

Transtorno do Pânico: Navegando pelas Ondas do Medo

O Transtorno do Pânico é uma condição debilitante que afeta milhões de pessoas em todo o mundo. Neste capítulo, exploraremos detalhadamente o Transtorno do Pânico, seus sintomas, causas e opções de tratamento.

Compreendendo o Transtorno do Pânico

O Transtorno do Pânico é caracterizado por ataques de pânico recorrentes e inesperados, acompanhados por uma intensa sensação de medo e terror. Os sintomas físicos e psicológicos podem ser avassaladores. Durante um ataque de pânico, a pessoa pode sentir que está perdendo o controle, enlouquecendo ou morrendo.

É essencial entender os principais aspectos desse transtorno:

- Sintomas Físicos: Os sintomas físicos durante um ataque de pânico podem incluir:

- Falta de ar

- Batimentos cardíacos acelerados.

- Sudorese excessiva.

- Tremores ou arrepios.

- Falta de ar ou sensação de sufocamento.

- Tonturas ou vertigens.

- Náusea ou desconforto abdominal.

- Sensação de irrealidade ou desconexão da realidade.

- Medo intenso de morrer ou enlouquecer.

- Sintomas Psicológicos: A sensação de perigo iminente é acompanhada por pensamentos de catástrofe iminente, medo de morrer ou enlouquecer e uma desconexão da realidade.

- Duração dos Ataques: Os ataques de pânico geralmente atingem seu auge em 10 minutos, mas podem durar mais tempo devido ao medo residual.

- Recorrência: A característica definidora é a recorrência dos ataques, muitas vezes levando à preocupação constante de quando o próximo ataque ocorrerá.

Causas e Gatilhos do Transtorno do Pânico

Os ataques de pânico geralmente ocorrem sem aviso prévio, o que os torna especialmente assustadores. No entanto, eles podem ser desencadeados por situações de estresse, medo intenso ou ansiedade. Às vezes, o medo de ter outro ataque de pânico pode se tornar tão opressivo que a pessoa evita lugares ou situações onde ataques anteriores ocorreram, o que pode levar a um transtorno de pânico com agorafobia.

O Ciclo do Medo

Um dos desafios do transtorno do pânico é o chamado "ciclo do medo". Após vivenciar um ataque de pânico, a pessoa pode desenvolver um medo intenso de ter outro. Esse medo, por si só, pode desencadear mais ataques de pânico, criando um ciclo que pode ser difícil de quebrar. A causa exata do Transtorno do Pânico ainda não é completamente compreendida, mas várias teorias foram propostas:

- **Genética:** Há evidências de que a predisposição genética pode desempenhar um papel no desenvolvimento do transtorno.

- **Fatores Ambientais:** Traumas e estresses intensos, como eventos traumáticos, podem desencadear o Transtorno do Pânico.

- **Desregulação Neuroquímica:** Desequilíbrios nos neurotransmissores, como a serotonina, podem estar envolvidos.

- **Sensibilidade ao Corpo:** Algumas pessoas com Transtorno do Pânico são hipersensíveis às sensações corporais, o que pode levar a interpretações errôneas de sensações normais.

- **Fatores de Personalidade:** A personalidade, incluindo a tendência à ansiedade e a busca pela perfeição, pode estar relacionada.

- **Estresse Crônico:** Situações de alto estresse a longo prazo podem contribuir para o desenvolvimento do transtorno.

Tratamento e Manejo

O Transtorno do Pânico é altamente tratável, e várias opções de tratamento estão disponíveis: - **Terapia Cognitivo-Comportamental (TCC):** A TCC é uma abordagem eficaz que ajuda os indivíduos a identificar e modificar os padrões de pensamento disfuncionais e comportamentos associados aos ataques de pânico.

- **Medicamentos:** Antidepressivos e benzodiazepínicos podem ser prescritos para reduzir os sintomas e a frequência dos ataques.

- **Terapia de Exposição:** Expor-se gradualmente a situações temidas pode ajudar a reduzir a resposta ao medo.

- **Estilo de Vida Saudável:** A prática de exercícios regulares, alimentação saudável e gestão do estresse são componentes importantes do tratamento.

- **A Compreensão Empática ou Suporte Social:** O apoio de amigos, familiares e grupos de apoio pode ser fundamental. Aqueles que não têm transtorno do pânico podem não entender totalmente a experiência. É importante buscar o apoio de amigos e familiares que possam oferecer empatia e compreensão durante momentos difíceis.

Transtorno de Ansiedade Social:
O Desafio das Interações

O Transtorno de Ansiedade Social, também conhecido como Fobia Social, é um transtorno que afeta profundamente a vida daqueles que o vivenciam. Neste capítulo, exploraremos em detalhes o Transtorno de Ansiedade Social, seus sintomas, causas e estratégias de enfrentamento.

Compreendendo o Transtorno de Ansiedade Social
O Transtorno de Ansiedade Social é caracterizado por um medo avassalador de situações sociais em que a pessoa se sinta exposta a avaliações e julgamentos negativos. Alguns aspectos cruciais desse transtorno incluem:

- Sintomas: Os sintomas incluem ansiedade extrema antes e durante situações sociais, medo de ser humilhado, evitação de interações sociais e preocupação constante com o julgamento dos outros.

- Ansiedade intensa antes de uma situação social.
- Preocupação excessiva com julgamento alheio.
- Medo intenso de cometer erros ou parecer tolo.
- Evitação de situações sociais.
- Sintomas físicos, como rubor facial, tremores ou suor excessivo durante as interações sociais.

- Tipos de Situações: O transtorno pode se manifestar em diferentes situações, como falar em público, interações sociais cotidianas, reuniões de trabalho ou eventos sociais.

- Impacto na Vida: O Transtorno de Ansiedade Social pode levar ao isolamento, dificuldades profissionais e pessoais, baixa autoestima e depressão.

Causas e Fatores de Risco: As Origens da Fobia Social
O transtorno de ansiedade social pode ter raízes em experiências passadas, como situações embaraçosas ou humilhantes na infância. Fatores genéticos também podem desempenhar um papel, tornando algumas pessoas mais predispostas a desenvolver essa condição.

A compreensão das causas do Transtorno de Ansiedade Social é fundamental para o tratamento eficaz. Alguns fatores incluem:

- Genética: Estudos sugerem que a genética desempenha um papel, com histórico familiar de transtornos de ansiedade.

- Ambientais: Traumas sociais na infância, como bullying ou experiências embaraçosas, podem contribuir.

- Disfunção Cerebral: Desregulação de neurotransmissores, como a serotonina, pode estar envolvida.

- Fatores Sociais: Pressões sociais, como a busca pela perfeição ou um ambiente de críticas constantes, podem contribuir.

O Impacto nas Relações e na Qualidade de Vida

A fobia social pode afetar significativamente a vida de uma pessoa. Ela pode levar à evitação de oportunidades sociais, prejudicar o desempenho no trabalho ou nos estudos e causar isolamento.

O impacto nas relações pessoais pode ser especialmente difícil, já que a pessoa pode se sentir incapaz de desenvolver amizades ou manter relacionamentos românticos.

Tratamento e Estratégias de Enfrentamento

O **Transtorno de Ansiedade Social** pode ser tratado com sucesso, permitindo que as pessoas vivam vidas mais plenas e sociais. As opções de tratamento incluem:

- **Terapia Cognitivo-Comportamental (TCC):** A TCC é altamente eficaz para abordar os pensamentos distorcidos e comportamentos disfuncionais associados ao transtorno.

- **Terapia de Grupo:** Participar de grupos de terapia pode ajudar a enfrentar gradualmente as situações sociais temidas.

- **Exposição Gradual:** Expor-se a situações sociais temidas de forma gradual e controlada pode reduzir a ansiedade.

- **Medicamentos:** Antidepressivos ou medicamentos para ansiedade podem ser prescritos em casos graves.

- **Apoio Social:** O apoio de amigos e familiares desempenha um papel fundamental na recuperação. Ter alguém com quem falar sobre seus medos e conquistas pode ser extremamente reconfortante.

42

O transtorno de ansiedade social é um desafio real, mas não é uma sentença permanente. Com tratamento adequado e o apoio certo, muitas pessoas conseguem superar seus medos sociais e reconstruir uma vida plena.

Transtorno Obsessivo Compulsivo (TOC)
Entre pensamentos e rituais

O Transtorno Obsessivo Compulsivo (TOC) é um distúrbio de ansiedade caracterizado por pensamentos intrusivos e indesejados, conhecidos como obsessões, que levam a comportamentos repetitivos e ritualísticos, chamados compulsões. Esses rituais são realizados na tentativa de aliviar a ansiedade causada pelas obsessões.

Pensamentos Obsessivos

Pessoas com TOC frequentemente experimentam pensamentos intrusivos, irracionais e repetitivos que causam ansiedade extrema. Esses pensamentos podem variar de preocupações com contaminação a medos de causar danos a outros ou de perder o controle sobre a si mesmas.

As obsessões no TOC podem abranger uma ampla gama de temas, incluindo:

- Medo de contaminação.

- Preocupação com a ordem e simetria.

- Pensamentos agressivos ou violentos.

- Dúvidas constantes.

- Superstição e medo de trazer má sorte.

- Verificação repetitiva (como conferir se a porta está trancada várias vezes).

- Contagem compulsiva.

- Repetição de palavras ou frases em silêncio.

Ciclo Vicioso

O TOC cria um ciclo vicioso, onde os pensamentos obsessivos geram ansiedade e os comportamentos compulsivos oferecem alívio temporário. No entanto, esse alívio é apenas momentâneo, e o ciclo continua.

A Natureza Debilitante do TOC

O TOC pode ser altamente debilitante, consumindo tempo e energia significativos. Ele interfere nas atividades diárias e nas relações interpessoais. Muitas vezes, as pessoas com TOC reconhecem que seus pensamentos e rituais são irracionais, mas não conseguem parar.

Causas do Transtorno Obsessivo Compulsivo

As causas exatas do TOC ainda não são totalmente compreendidas, mas acredita-se que fatores genéticos, neurobiológicos e ambientais desempenhem um papel. Traumas na infância ou eventos estressantes também podem desencadear o início do TOC em algumas pessoas.

Tratamento do TOC

O TOC é tratável, e muitas pessoas com esse transtorno respondem bem à terapia cognitivo-comportamental, que visa ajudar a pessoa a confrontar seus medos e reduzir as compulsões. Em alguns casos, medicamentos também podem ser prescritos.

Suporte e Compreensão

O suporte de amigos e familiares é fundamental para aqueles que enfrentam o TOC. Compreender a natureza do transtorno e demonstrar empatia pode fazer uma grande diferença na jornada de recuperação.

Transtorno de Estresse Pós-Traumático (TEPT):

Lidando com o Passado

Causas do TEPT

O Transtorno de Estresse Pós-Traumático (TEPT) ocorre após uma pessoa ter vivenciado ou testemunhado um evento traumático. Esses eventos podem incluir acidentes graves, violência, abuso, eventos naturais catastróficos ou experiências de combate. Embora todos nós possamos enfrentar situações difíceis ao longo da vida, o TEPT é diferente. Ele se manifesta quando um trauma deixa uma marca profunda na psique, criando cicatrizes emocionais que podem afetar profundamente a qualidade de vida e o bem-estar.

O TEPT é uma resposta natural a eventos traumáticos, mas nem todos que vivenciam tais eventos desenvolvem o transtorno. Fatores como vulnerabilidade genética, falta de apoio social e a gravidade do trauma podem contribuir para o desenvolvimento do TEPT.

Os sintomas podem incluir:

Flashbacks e Pesadelos

Reexperimentação do Trauma: Isso pode incluir flashbacks, pesadelos e pensamentos intrusivos sobre o evento traumático.

A pessoa pode reviver o evento como se estivesse acontecendo novamente, com todas as emoções intensas associadas.

Evitação

Evitação e Emoções Negativas: para evitar sentimentos dolorosos, aqueles com TEPT muitas vezes evitam lugares, pessoas ou situações que os lembrem do trauma. Eles podem também perder o interesse em atividades que antes eram prazerosas e experimentar emoções negativas, como culpa, medo ou raiva.

Hipervigilância

Pessoas com TEPT podem ficar facilmente irritadas, ter problemas para dormir, ser hipervigilantes e ter respostas de sobressalto exageradas. Isso ocorre porque seus sistemas de alarme de "luta ou fuga" permanecem hiperativos.

Impacto na Qualidade de Vida

O TEPT pode ter um impacto significativo na qualidade de vida de uma pessoa. Pode afetar seu funcionamento diário, relacionamentos e saúde mental de maneira geral.

Alterações Cognitivas e de Humor: o TEPT pode afetar a cognição, levando a dificuldades de concentração e memória, bem como pensamentos negativos sobre si mesmo e o mundo ao seu redor. Depressão e ansiedade também são comuns.

Tratamento do TEPT

O tratamento do TEPT geralmente envolve terapia, como a Terapia de Dessensibilização e Reprocessamento através dos Movimentos Oculares (EMDR) ou a Terapia Cognitivo-Comportamental. Medicamentos podem ser prescritos para ajudar a controlar sintomas específicos.

A Importância do Apoio Social

O apoio de amigos e familiares desempenha um papel fundamental no processo de recuperação do TEPT.

A compreensão e o suporte emocional podem ajudar a pessoa a lidar com os sintomas e a retomar uma vida saudável.

Exemplos de TEPT:

1. Um Veterano de Guerra: Após retornar de uma zona de combate, um veterano de guerra pode ser assombrado por flashbacks e pesadelos recorrentes. Os sons de fogos de **artifício ou trovões podem desencadear uma resposta de sobressalto extrema, pois eles lembram os sons de tiros e explosões.**

2. Uma Sobrevivente de Abuso Infantil: Uma pessoa que sofreu abuso físico ou sexual na infância pode desenvolver TEPT. Ela pode evitar relacionamentos íntimos, sofrer de depressão e experimentar pesadelos frequentes sobre o abuso que sofreu.

3. Um Sobrevivente de um Acidente de Carro Traumático: Após um acidente de carro grave, uma pessoa pode desenvolver TEPT. Mesmo anos depois, ela pode reviver o acidente em sua mente, ter pesadelos sobre carros e evitar dirigir.

Transtorno de Ansiedade de Separação (TAS)

e Ansiedades Específicas

O Transtorno de Ansiedade de Separação ocorre principalmente em crianças, embora possa persistir na vida adulta em alguns casos. Este transtorno é caracterizado por uma ansiedade intensa quando a pessoa se separa de figuras de apego, como pais ou cuidadores. Os sintomas incluem medo excessivo de perder entes queridos e preocupação constante com seu bem- estar quando estão longe.

Ansiedades Específicas :

As Ansiedades Específicas, também conhecidas como fobias, são medos intensos e irracionais relacionados a objetos, animais, situações ou lugares específicos. Alguns exemplos comuns incluem aracnofobia (medo de aranhas), claustrofobia (medo de lugares fechados) e acrofobia (medo de alturas). Essas fobias podem ser altamente debilitantes e levar a evitação extrema. Essas ansiedades podem desencadear ataques de pânico e comportamentos de evitação.

Causas das Ansiedades Específicas

As causas exatas das Ansiedades Específicas não são completamente compreendidas, mas acredita-se que uma combinação de fatores genéticos, ambientais e experiências traumáticas anteriores possa desempenhar um papel no desenvolvimento desses medos irracionais.

Tratamento do TAS e das Ansiedades Específicas

O tratamento para o Transtorno de Ansiedade de Separação em crianças frequentemente envolve terapia cognitivo-comportamental e o envolvimento dos pais na terapia. Em adultos, a terapia pode ser eficaz para abordar as causas subjacentes e aprender a lidar com a ansiedade.

Para as Ansiedades Específicas, a terapia de exposição gradual é frequentemente usada. Isso envolve expor gradualmente a pessoa ao objeto ou situação temida, permitindo que ela desenvolva uma resposta menos ansiosa.

Perguntas para reflexão:

(separe um caderno para isso)

- Qual desses tipos de ansiedade você acha que mais se relaciona com suas experiências? Anote tudo que faz sentido para você, de forma a identificar qual tipo de ansiedade é a sua. Considere que pode ser mais que um.

-Se você passou por um tipo de ansiedade no passado, mas hoje se identifica mais com outro, especifique isso relatando o que foi no passado e o que voc6e está sentindo agora.

-Você consegue identificar momentos específicos em sua vida em que esses tipos de ansiedade foram mais prevalentes?

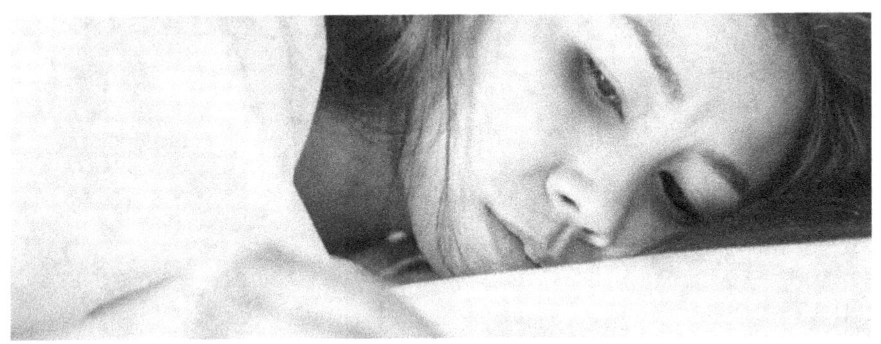

Capítulo 2

Sintomas da Ansiedade

Os Sussurros da Inquietação: Exploração dos Sintomas Leves e Mais Comuns

A ansiedade pode se manifestar de várias maneiras, e muitas pessoas experimentam sintomas leves de ansiedade em algum momento de suas vidas. Esses sintomas podem incluir:

- Preocupação ocasional

- Sensação de inquietação

- Nervosismo antes de eventos importantes

- Pensamentos acelerados

- Leve tensão muscular

- Dificuldade em relaxar completamente

Embora esses sintomas possam ser desconfortáveis, eles geralmente não interferem significativamente na vida diária e não são considerados motivo de preocupação séria.

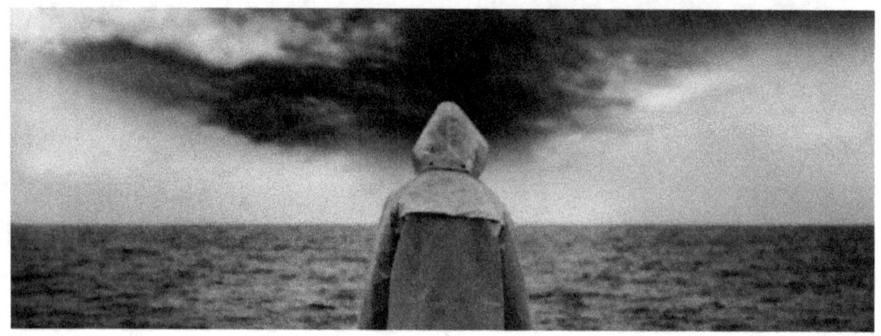

Quando a Tempestade Chega: Discussão sobre Sintomas Mais Pesados e Debilitantes

À medida que a ansiedade se intensifica, os sintomas podem se tornar mais debilitantes.

Abordaremos sintomas mais graves, como:

- Ataques de Pânico: Episódios repentinos e intensos de medo e desconforto, frequentemente acompanhados de sintomas físicos, como palpitações cardíacas e sudorese.

- Fobias: Medos intensos e irracionais de objetos ou situações específicas, como altura, insetos ou espaços fechados.

-Isolamento Social: À medida que a ansiedade se agrava, as pessoas podem se isolar, evitando interações sociais e atividades que antes eram agradáveis.

Exemplos Reais de Experiências de Ansiedade

Para ajudar a compreender melhor como a ansiedade pode afetar a vida das pessoas, apresentaremos alguns exemplos de situações da vida real:

1. Rosa- Ataques de Pânico no Trabalho:

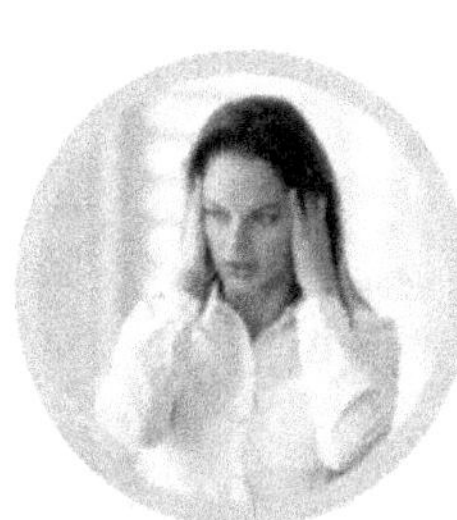

Rosa trabalha em um ambiente de escritório movimentado.

Ela frequentemente experimenta ataques de pânico durante reuniões importantes, o que a faz se sentir fora de controle e envergonhada. Isso a levou a evitar situações que possam desencadear os ataques.

2. Carlos - Ansiedade Social: Carlos sempre teve dificuldade em interagir em grupos sociais.

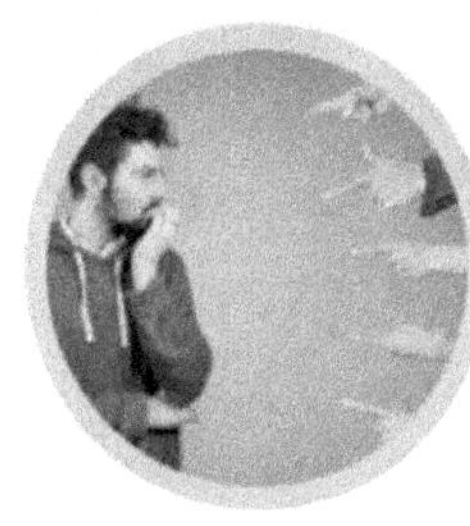

Ele fica excessivamente preocupado com o que os outros pensam dele e teme ser julgado. Isso o levou a evitar festas e eventos sociais, impactando sua vida social.

3. Ana - TOC: Ana lida com Transtorno Obsessivo - Compulsivo (TOC). Ela tem rituais diários que precisa seguir para se sentir segura. Ela gasta horas todos os dias verificando portas e janelas e desinfetando a casa toda. Isso afeta sua capacidade de realizar tarefas diárias.

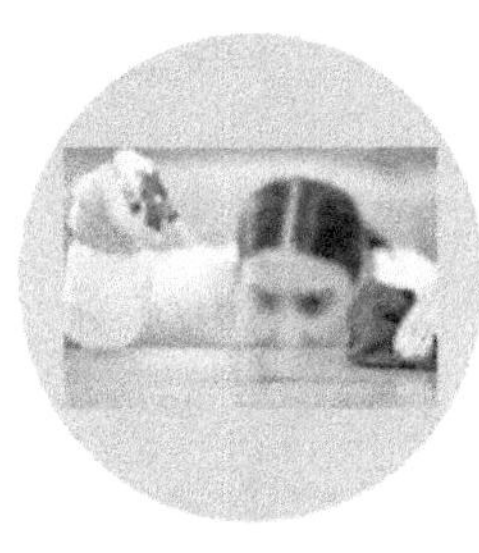

Como você pode perceber, existem muitos tipos de ansiedade e sintomas, assim como grau de intensidade e gatilhos desencadeantes. Conhecer a nossa ansiedade a fundo é meio caminho andado para ganhar a nossa batalha.

4. Carla : Carla sofre de ataques de pânico imprevisíveis.

Ela evita sair de casa, pois teme ter um ataque em público. Isso a levou ao isolamento social e à perda de oportunidades sociais e profissionais.

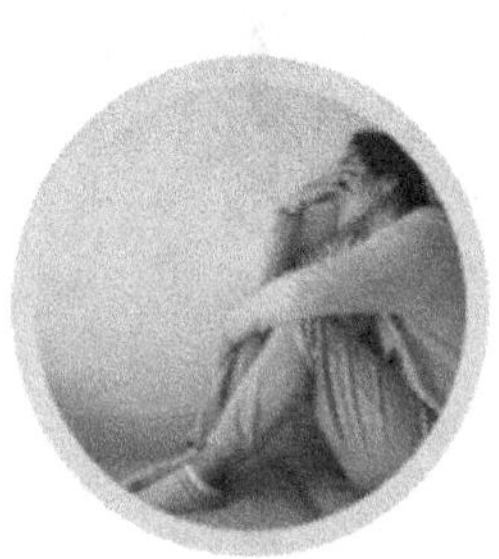

5. Pedro : Pedro é um estudante universitário talentoso, mas ele se preocupa excessivamente com seu desempenho acadêmico. Ele fica acordado a noite toda antes dos exames e muitas vezes fica doente devido ao estresse. Sua ansiedade afeta sua saúde física e mental.

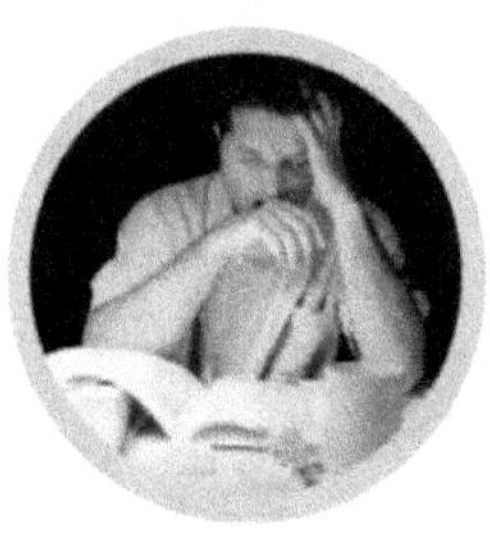

6. Maria : Maria costumava adorar voar e viajar. No entanto, depois de experimentar uma turbulência intensa em um voo, ela desenvolveu um medo paralisante de voar. Isso a impediu de aproveitar viagens que costumavam ser suas paixões.

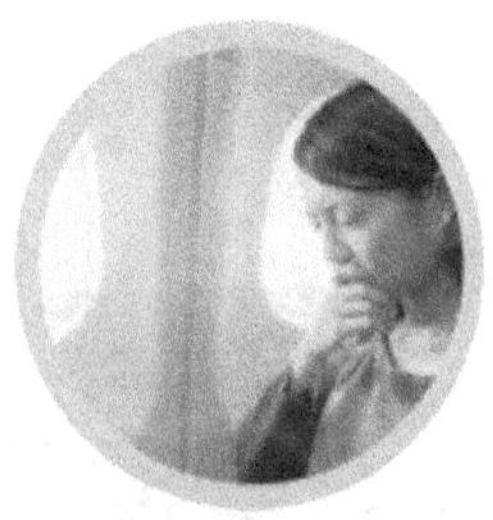

Perguntas para reflexão:

- Quais dos sintomas mencionados você já experimentou?

- Relate todos os sintomas

- Como esses sintomas afetam sua vida diária?

Capítulo 3

Causas da Ansiedade

A ansiedade pode ser desencadeada por uma variedade de fatores complexos. Neste capítulo, exploraremos algumas das causas mais comuns da ansiedade e como elas podem afetar a vida das pessoas.

Fatores Genéticos e Hereditários

Há evidências de que a ansiedade pode ter uma base genética. Se alguém em sua família sofre de transtornos de ansiedade, você pode ter uma predisposição genética para desenvolvê-los também.

No entanto, a genética não é o único fator, e muitas pessoas com predisposição genética não desenvolvem ansiedade.

Os genes desempenham um papel na regulação dos neurotransmissores no cérebro, que estão envolvidos na resposta ao estresse e na regulação do humor.

Traumas e Experiências Passadas

Traumas e experiências traumáticas do passado podem ser gatilhos significativos para a ansiedade. Isso inclui abuso físico, emocional ou sexual, acidentes graves, perdas traumáticas, experiências de combate e muito mais.

As memórias e emoções associadas a esses eventos podem desencadear episódios de ansiedade intensa.

Estresse e Pressões da Vida Cotidiana

Traumas e experiências traumáticas do passado podem ser gatilhos significativos para a ansiedade. Isso inclui abuso físico, emocional ou sexual, acidentes graves, perdas traumáticas, experiências de combate e muito mais.

As memórias e emoções associadas a esses eventos podem desencadear episódios de ansiedade intensa.

Estresse e Pressões da Vida Cotidiana

O estresse crônico proveniente das pressões da vida cotidiana, como trabalho, relacionamentos, problemas financeiros e responsabilidades familiares, pode contribuir para a ansiedade. Quando o estresse não é gerenciado adequadamente, ele pode se acumular e levar a sintomas de ansiedade.

Os eventos mais comuns que causam o início da ansiedade

Abandono:

O abandono é uma ferida profunda que pode afetar a autoestima e a confiança de alguém. A sensação de ter sido deixado para trás por alguém que deveria cuidar pode deixar cicatrizes emocionais duradouras. O medo de ser abandonado novamente pode desencadear ansiedade em relacionamentos futuros, levando a um padrão de auto sabotagem.

Rejeição:

A rejeição é uma das experiências mais dolorosas para qualquer ser humano. Ser rejeitado, seja por amigos, familiares ou um parceiro romântico, pode criar um profundo sentimento de inadequação. Essa dor pode se manifestar como ansiedade social, medo de se aproximar de novas pessoas ou evitar situações sociais para evitar a possibilidade de rejeição.

Humilhação:

A humilhação envolve sentir-se envergonhado, menosprezado ou desvalorizado em situações públicas. Essa experiência pode resultar em ansiedade social significativa, levando a um medo constante de julgamento e a uma tentativa de evitar situações em que a humilhação possa ocorrer.

Luto:

O luto pela perda de entes queridos ou experiências traumáticas pode deixar cicatrizes emocionais profundas. A tristeza, a raiva e a confusão associadas ao luto podem se transformar em ansiedade quando não são processadas adequadamente. As pessoas podem desenvolver ansiedade de separação, medo da morte ou ansiedade generalizada como resultado do luto não resolvido.

Traição:

A traição, seja por um parceiro romântico, amigo ou sócio, pode criar profundos sentimentos de desconfiança e mágoa. Essa experiência pode levar a ansiedade de confiança, dificuldade em estabelecer relacionamentos íntimos ou a crença de que todas as pessoas são desonestas, o que pode levar ao isolamento social.

Violência:

A exposição à violência, especialmente quando vista repetidamente nas mídias, pode causar traumas. O medo constante da violência ou a sensação de impotência diante dela pode resultar em ansiedade generalizada, transtorno de estresse pós-traumático (TEPT) e até fobias específicas relacionadas à violência.

Falência:

A falência financeira pode causar um grande estresse emocional. A sensação de perder tudo o que foi construído ao longo dos anos pode desencadear ansiedade financeira persistente, levando a preocupações constantes sobre o futuro financeiro.

É importante lembrar que a dor emocional acumulada ao longo da vida pode ser tratada e superada. A terapia, especialmente as terapias Energéticas Vibracionais podem ajudar as pessoas a enfrentarem e superarem esses traumas e a lidarem com a ansiedade resultante.

O processo de cura energética é muito profundo, e com ele é possível recuperar a saúde emocional e encontrar paz interior.

Ambiente e Influências

O ambiente em que uma pessoa cresce e vive pode influenciar sua propensão à ansiedade. Por exemplo, um ambiente familiar altamente crítico, onde o medo do fracasso é constante, pode contribuir para a ansiedade. Além disso, influências culturais e sociais também podem afetar a forma como a ansiedade é percebida e experimentada.

Uso Indevido de Substâncias

O abuso de substâncias, como álcool, drogas ou medicamentos, pode desencadear ou piorar os sintomas de ansiedade. Embora essas substâncias possam temporariamente aliviar os sintomas de ansiedade, elas geralmente pioram a situação a longo prazo e podem levar ao desenvolvimento de transtornos de ansiedade. O uso indevido de substâncias pode afetar negativamente o funcionamento do cérebro e levar a sintomas de ansiedade, mesmo em pessoas sem histórico anterior.

Cada pessoa pode ter uma combinação única de fatores que contribuem para sua ansiedade, e a identificação dessas causas é o primeiro passo para a recuperação.

Perguntas para reflexão:

- Você acredita que fatores genéticos desempenhem um papel na sua ansiedade?

- Quais eventos passados podem ter contribuído para sua ansiedade?

Capítulo 4

Situações Desencadeantes

A ansiedade pode ser desencadeada por uma variedade de situações e circunstâncias. Neste capítulo, examinaremos algumas das situações comuns que podem desencadear a ansiedade e discutiremos estratégias para reconhecê-las. É importante lembrar que cada pessoa pode reagir de forma diferente a essas situações, e o reconhecimento precoce dos gatilhos pessoais é fundamental para o gerenciamento eficaz da ansiedade.

Identificando Gatilhos: Situações Comuns que Desencadeiam a Ansiedade

- **Eventos Sociais:** Para algumas pessoas, situações sociais, como festas ou reuniões, podem ser gatilhos para a ansiedade social.

- **Estresse no Trabalho:** Pressões no trabalho, prazos apertados e conflitos podem desencadear a ansiedade.

- **Problemas de Relacionamento:** Conflitos em relacionamentos pessoais, como casamento, amizades ou familiares, podem causar ansiedade.

- **Eventos Traumáticos:** Experiências traumáticas passadas ou recentes podem desencadear flashbacks e ansiedade.

- **Fobias:** Situações ou objetos específicos podem desencadear ansiedade em pessoas com fobias.

- **Mudanças na Vida:** Grandes mudanças, como divórcio, mudança de emprego, mudança de cidade, casamento, nascimento de filhos, mudança de residência ou perda de entes queridos, podem ser gatilhos.

- **Preocupações Financeiras:** Problemas financeiros, como dívidas ou dificuldades econômicas, podem causar ansiedade.

Estratégias para Reconhecimento de Gatilhos Pessoais:

Cada pessoa pode ter gatilhos específicos que desencadeiam sua ansiedade. Reconhecer esses gatilhos pessoais é fundamental para o gerenciamento eficaz da ansiedade. Aqui estão algumas estratégias para ajudá-lo a identificar seus próprios gatilhos:

- **Autoconhecimento:** Conhecer suas próprias reações emocionais e físicas à ansiedade pode ajudar a identificar gatilhos pessoais.

- **Diário de Ansiedade:** Manter um diário de seus estados emocionais e das situações em que a ansiedade surge. Isso pode ajudá-lo a detectar padrões.

- **Apoio Profissional:** Consultar um terapeuta pode ajudar a identificar e gerenciar gatilhos pessoais e a desenvolver estratégias de enfrentamento.

- Feedback de Pessoas de Confiança: Às vezes, amigos ou familiares próximos podem observar seus gatilhos com mais clareza. Pergunte-lhes se notam algum padrão em sua ansiedade.

Ao compreender as situações que desencadeiam sua ansiedade, você estará melhor preparado para desenvolver estratégias de enfrentamento eficazes.

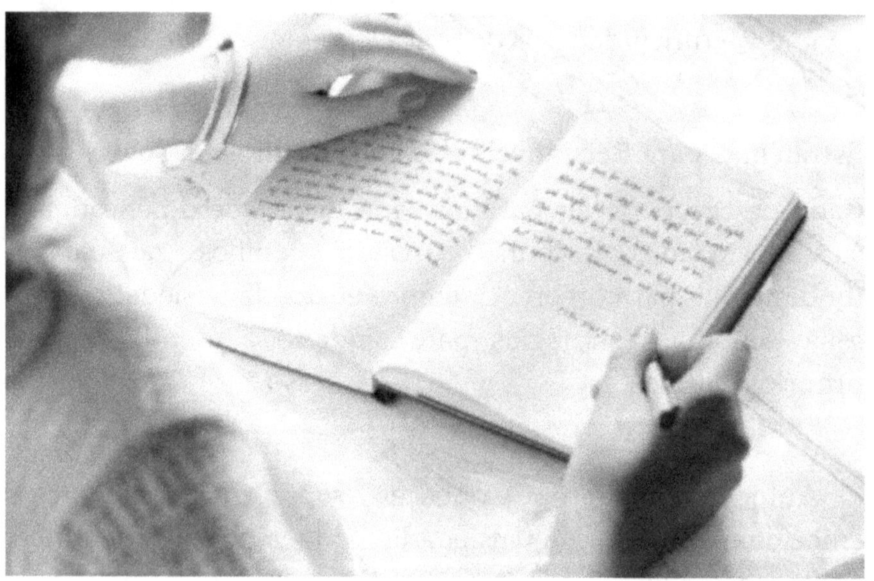

Perguntas para reflexão:

- Você consegue identificar gatilhos específicos que desencadeiam sua ansiedade?

- Quais estratégias você acha que podem ajudá-lo a lidar com esses gatilhos?

Capítulo 5

Autoconhecimento e Ansiedade

O autoconhecimento desempenha um papel fundamental no gerenciamento eficaz da ansiedade. É o processo de olhar para dentro e buscar compreender suas próprias complexidades.

A Jornada para o Interior:

A Importância do Autoconhecimento na Jornada de Controle da Ansiedade

O autoconhecimento é a chave para o entendimento e a gestão da ansiedade. Quando você se conhece profundamente, pode identificar padrões de pensamentos e comportamentos que contribuem para a ansiedade. Aqui estão algumas maneiras pelas quais o autoconhecimento ajuda:

- **O autoconhecimento** envolve a exploração das camadas internas de sua mente e emoções.

- **Identificação de Padrões:** O autoconhecimento permite que você identifique padrões de pensamentos negativos, gatilhos emocionais e comportamentos que exacerbam a ansiedade.

- **Conexão com Emoções:** Conhecer suas emoções e como elas afetam seu corpo e mente ajuda a compreender melhor sua ansiedade.

- Desenvolvimento de Estratégias: Com o autoconhecimento, você pode desenvolver estratégias pessoais para lidar com a ansiedade, como técnicas de relaxamento ou mudanças no estilo de vida.

- Prevenção: Saber quais situações podem desencadear ansiedade permite que você tome medidas preventivas.

Ao entender a origem de seus pensamentos ansiosos, você pode começar a desvendar os padrões que os alimentam.

Explorando Pensamentos e Emoções:

A exploração de seus pensamentos e emoções é uma parte fundamental do autoconhecimento. Aqui estão algumas técnicas que podem ajudar:

- A ansiedade muitas vezes está enraizada em pensamentos e crenças negativas sobre si mesmo e o mundo.

- A prática da atenção plena (mindfulness) pode ajudar a cultivar a consciência de seus pensamentos e emoções no momento presente.

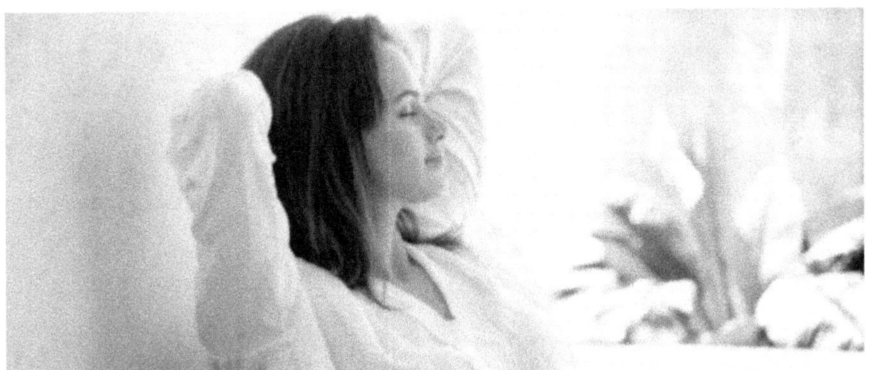

- Técnicas de autorreflexão, como a escrita terapêutica, podem ser eficazes para explorar emoções reprimidas e não processadas.

- O autoconhecimento também envolve reconhecer seus gatilhos pessoais e aprender a evitar ou lidar com eles de maneira saudável.

Ao se aprofundar em seu próprio mundo interior, você ganha a capacidade de tomar o controle de seus pensamentos e emoções, o que é essencial para superar a ansiedade.

Perguntas para reflexão:

- Como o autoconhecimento pode ser uma ferramenta útil na gestão da ansiedade?

- Você já tentou técnicas de controle de pensamentos e emoções?

- Como foram essas experiências?

Capítulo 6

Descobrindo Causas Profundas e Tratamento

Existem muitos tipos de abordagens para ansiedade, assim como para outros problemas emocionais que podem afetar nossas vidas.

Eu sou apaixonada pelas terapias energéticas vibracionais, que agem em todas as camadas do nosso ser: tanto emocional, como mental, espiritual e físico.

Mas sou apaixonada também por uma terapia relativamente nova e com resultados surpreendentes, que veio para revolucionar a abordagem de tipo cognitivo, a **Terapia de Reprocessamento Generativo (TRG):**

Ressignificando Traumas e Promovendo o Bem-Estar

A **Terapia de Reprocessamento Generativo (TRG)** é uma abordagem terapêutica que se concentra na ressignificação de traumas e na promoção do bem-estar emocional e psicológico. Essa técnica é projetada para ajudar indivíduos a superar traumas, fobias, compulsões, ansiedade, depressão e crises de pânico, abordando as raízes desses problemas e liberando bloqueios emocionais.

Reestruturando a História de Traumas e Limitações

A TRG trabalha com o psiquismo de forma a não deixar as pessoas paralisadas em suas dores emocionais. Ela aborda traumas desde o nascimento até o presente, permitindo que os indivíduos reestruturem sua história de traumas e liberem limitações emocionais. Além disso, a TRG também lida com medos e ansiedades relacionados ao futuro.

Conscientização e Reprocessamento

Quando um problema é trazido à consciência durante o processo de TRG, o cérebro é capaz de dar uma nova interpretação a esse problema. Isso resulta em uma retenção de sentimentos de maneira diferente no inconsciente, fortalecendo a capacidade da pessoa de enfrentar as dificuldades da vida.

As Fases do Processo de TRG

O processo de TRG é dividido em várias fases:

1. **Atendimento Cronológico:** Durante esta fase, são explorados todos os registros de traumas, desde o nascimento até a idade atual, incluindo grandes traumas e adversidades vividas ao longo da vida.

2. **Atendimento Somático:** Esta fase reconhece a conexão entre corpo e mente. Acessar memórias dolorosas pode ativar registros de dor no corpo, e os ciclos de reprocessamento são repetidos até que o desconforto no corpo desapareça.

3. Atendimento Temático: Nesta etapa, o reprocessamento é focado em temas comuns, como raiva, sensação de abandono, rejeição e relacionamentos com os pais. Aqui, busca-se memórias relacionadas a esses temas desde a infância até a idade atual.

4. Atendimento Futuro: Os medos em relação ao futuro são abordados nesta fase. Medos, reais ou imaginários, afetam o corpo da mesma maneira, e essa fase reconhece a atemporalidade do inconsciente, onde o presente e o futuro são tratados igualmente.

5. Potencialização: Na última fase, a ênfase está em potencializar os desejos e objetivos de uma vida melhor. Aqui, o foco está em criar uma visão positiva do futuro.

Processo Não Verbal

Uma característica importante da TRG é que ela não é uma terapia baseada na fala. Portanto, os indivíduos não precisam detalhar os eventos traumáticos. Sua eficácia está relacionada a permitir a si mesmos sentir a dor para reprocessá-la e liberá-la.

A TRG é uma abordagem terapêutica que visa promover a cura emocional, liberar bloqueios emocionais e permitir que os indivíduos vivam uma vida mais plena e saudável. É uma ferramenta valiosa no campo do autocuidado emocional e do tratamento de problemas emocionais.

Outras abordagens Terapêuticas e Psicológicas

A ansiedade muitas vezes tem raízes profundas que podem ser difíceis de identificar. Neste capítulo, discutiremos métodos que podem ajudar a descobrir essas causas profundas, incluindo:

- **Terapia do Passado:** Explorar eventos traumáticos do passado que podem estar contribuindo para a ansiedade.

- **Autoanálise:** Usar técnicas de autoanálise para examinar experiências de vida e suas conexões com a ansiedade.

- **Diálogo Interno:** Conversar consigo mesmo de maneira reflexiva para *entender os pensamentos e crenças subjacentes* que alimentam a ansiedade.

Existem várias abordagens terapêuticas e psicológicas eficazes no tratamento da ansiedade. Discutiremos algumas delas, incluindo:

- **Terapia Cognitivo-Comportamental (TCC):** Esta terapia foca em identificar e modificar padrões de pensamento disfuncionais que contribuem para a ansiedade.

- **Terapia da Exposição:** Usada para tratar transtornos de ansiedade específicos, a terapia de exposição ajuda os indivíduos a confrontar gradualmente suas fobias.

- **Terapia de Aceitação e Compromisso (ACT):** Esta terapia ajuda os pacientes a aceitar seus pensamentos e emoções, reduzindo o impacto negativo da ansiedade.

O entendimento das causas profundas da ansiedade e a exploração das abordagens terapêuticas podem fornecer as ferramentas necessárias para lidar eficazmente com a ansiedade e recuperar o controle sobre sua vida.

Perguntas para reflexão:

-Você já tentou explorar causas profundas de sua ansiedade? Se sim, quais métodos você usou?

-Está aberta/o a abordagens terapêuticas inovadoras e diferentes, para ajudar a gerenciar sua ansiedade?

-Está disposta/o a ter um comprometimento com sua cura, colocando em pratica as técnicas necessárias, pelo tempo necessário para que possam acontecer as mudanças?

-Está disposta/o a reprocessar suas dores e traumas para chegar à raiz da causa e conseguir se tornar livre da ansiedade?

Capítulo 7

Trabalho Energético Vibracional

Neste capítulo, exploraremos o trabalho energético vibracional como uma abordagem eficaz para o tratamento da ansiedade.

O Caminho para a Paz: Equilíbrio Energético e sua Eficácia no Tratamento da Ansiedade

O equilíbrio energético é fundamental para o bem-estar emocional e mental. O trabalho energético vibracional pode ser uma ferramenta poderosa na redução da ansiedade.

A Terapia Energética Vibracional: Práticas e Técnicas para Equilibrar a Energia

Ao compreender e aplicar práticas de equilíbrio energético vibracional, você poderá fortalecer sua capacidade de enfrentar a ansiedade e alcançar um estado de maior calma e bem-estar emocional.

Várias práticas e técnicas de terapia energética vibracional podem ser utilizadas para aliviar a ansiedade, incluindo:

- **Meditação Energética:** Descreveremos como a meditação pode ser usada para equilibrar os centros de energia e reduzir os sintomas de ansiedade.

-Terapias Agatha com a Semente da Vida e da Expansão: Terapia Vibracional baseada nos princípios da física quântica, que permite elevar a frequência vibracional e criar novas conexões neurais, limpar crenças limitantes e auto sabotadoras e promover cura em profundidade, abrangendo corpo, mente, emoções.

- Reiki: Explicaremos os princípios e a prática do reiki, uma terapia que utiliza a imposição das mãos para canalizar energia vital e promover a cura.

- Acupuntura: Abordaremos como a acupuntura, uma técnica da medicina tradicional chinesa, pode ser eficaz no tratamento da ansiedade, estimulando pontos específicos do corpo para restaurar o equilíbrio energético.

- Cristaloterapia: Exploraremos como cristais e pedras preciosas podem ser usados para harmonizar a energia e promover a tranquilidade.

- Os Centros de Energia (Chakras): Os chakras são centros de energia do corpo que influenciam nossas emoções. Bloqueios nesses centros podem contribuir para a ansiedade. Quando desequilibrados, podem causar sentimentos de medo, insegurança e ansiedade. Através de terapias como a Terapia Ágatha, Reiki e Meditação, você aprenderá a desbloquear e equilibrar esses centros, restaurando a paz interior.

- Técnicas de Equilíbrio: Vamos detalhar métodos como meditação, acupuntura, Reiki e terapias energéticas que alinham e equilibram a energia do corpo, promovendo a redução da ansiedade. Vou explicar como a meditação acalma a mente e o corpo, a acupuntura estimula pontos-chave para reduzir o estresse e a terapia Reiki canaliza energia para restabelecer o equilíbrio interno.

Meditação Energética

A meditação pode ser usada para equilibrar os centros de energia do corpo, promovendo relaxamento e reduzindo a ansiedade. Com a prática regular da meditação, você desenvolverá uma maior consciência de seus estados mentais e emocionais, capacitando-se a lidar com a ansiedade de maneira mais eficaz.

Meditação Energética: Equilibrando os Centros de Energia e Reduzindo a Ansiedade

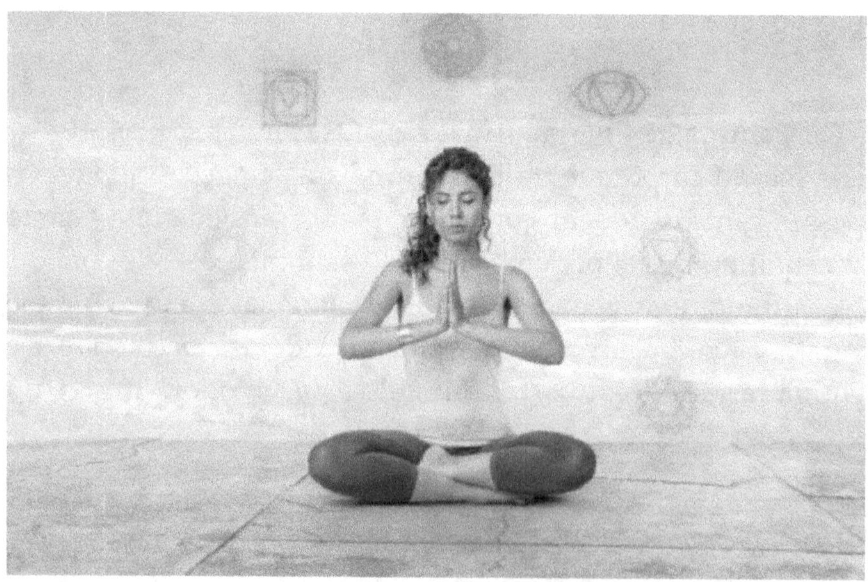

A meditação é uma prática milenar que tem sido usada para promover o equilíbrio energético, reduzir o estresse e aliviar a ansiedade. Ela se baseia na ideia de que nosso corpo está interligado com sistemas de energia sutil, como os chakras, que desempenham um papel fundamental em nossa saúde mental e emocional. Aqui está como a meditação pode ser usada de forma eficaz para equilibrar esses centros de energia:

1. Consciência dos Chakras: A meditação energética começa com uma maior conscientização dos chakras, que são os principais centros de energia ao longo da coluna vertebral. Cada chakra está associado a uma cor, órgão, emoção e aspecto da vida. Por exemplo, o chakra raiz, localizado na base da coluna, está ligado à segurança e à estabilidade.

O chakra do coração está relacionado ao amor e às relações. Durante a meditação, você direciona sua atenção para esses centros de energia, visualizando cores e sensações associadas a cada um.

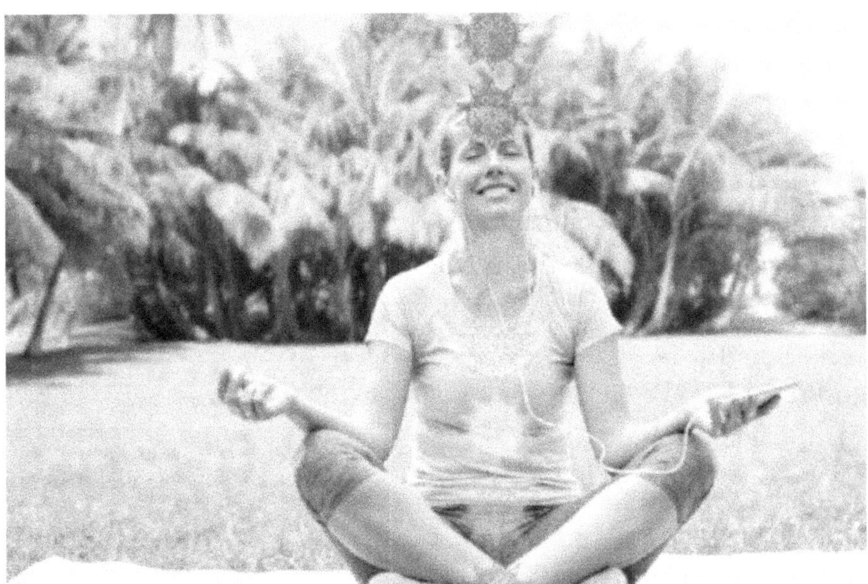

2. Respiração Consciente: A meditação muitas vezes inclui práticas de respiração consciente. Isso envolve inspirar profundamente, e depois expirando lentamente. A respiração consciente ajuda a acalmar o sistema nervoso, reduzindo a resposta ao estresse e permitindo que a energia flua mais livremente pelos chakras.

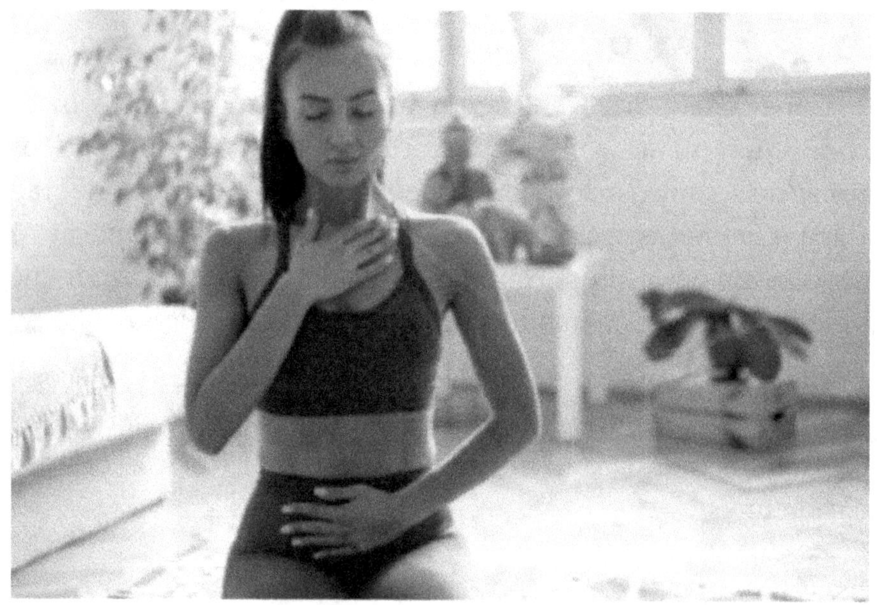

3. Visualização e Intenção: Durante a meditação, você pode usar a visualização para limpar e energizar seus chakras.

Isso pode ser feito imaginando uma luz de cura que entra em cada chakra, removendo bloqueios e restaurando seu funcionamento ideal. À medida que você se concentra em cada chakra, também pode definir intenções específicas para equilibrá-los. Por exemplo, você pode visualizar seu chakra cardíaco irradiando amor e compaixão.

4. Mente Quieta e Consciência Plena: À medida que você pratica a meditação regularmente, desenvolve uma mente mais quieta e consciente. Isso significa que você se torna mais atento aos seus estados mentais e emocionais, incluindo a ansiedade. Você começa a reconhecer quando a ansiedade surge e pode responder a ela de maneira mais calma e equilibrada. A meditação ensina a observar seus pensamentos sem julgamento, o que é fundamental para o

controle da ansiedade.

5. Redução da Ativação do Estresse: A meditação tem sido associada à redução da ativação do sistema nervoso simpático, que está envolvido na resposta ao estresse. Isso significa que, à

medida que você pratica a meditação regularmente, seu corpo tende a ficar menos reativo ao estresse, resultando em menos sintomas de ansiedade.

6. Desenvolvimento de Resiliência: A prática consistente da meditação também ajuda a desenvolver resiliência emocional. Isso significa que você se torna mais capaz de enfrentar situações estressantes sem ficar sobrecarregado pela ansiedade. Sua capacidade de lidar com desafios aumenta à medida que sua mente se torna mais calma e equilibrada.

Em resumo, a meditação é uma ferramenta poderosa para equilibrar os centros de energia do corpo, promover o relaxamento e reduzir a ansiedade.

Com prática regular, você desenvolve uma maior conscientização de seus estados mentais e emocionais, permitindo que lide com a ansiedade de maneira mais eficaz e experimente uma sensação geral de bem-estar emocional e mental.

Realizando o Alívio da Ansiedade com a Terapia Ágatha e a Semente da Vida

A ansiedade é uma realidade enfrentada por muitos de nós.

É uma resposta natural a situações de estresse, mas quando se torna crônica, pode afetar drasticamente nossa qualidade de vida. Felizmente, existem abordagens terapêuticas inovadoras, como a Terapia Ágatha e a Semente da Vida, que oferecem uma perspectiva promissora para o tratamento da ansiedade.

Terapia Ágatha: A Energia como Aliada na Ansiedade

A Terapia Ágatha é fundamentada na compreensão da energia como uma força vital que permeia todos os aspectos de nossa existência. Quando se trata de ansiedade, essa abordagem se torna particularmente valiosa. Veja como a Terapia Ágatha pode ajudar:

- **Limpeza Energética Profunda:** A ansiedade muitas vezes está ligada a energias negativas e bloqueios. A Terapia Ágatha utiliza técnicas de limpeza energética para liberar esses bloqueios, permitindo que a energia flua livremente.

- Desconexão de Memórias Negativas: Traumas passados e experiências negativas podem alimentar a ansiedade.

Esta terapia ajuda a desconectar essas memórias, permitindo que você se liberte delas.

- Harmonização e Equilíbrio: O equilíbrio energético é essencial para a paz interior. A Terapia Ágatha trabalha na harmonização dos chakras e no equilíbrio das polaridades, promovendo a serenidade.

- Proteção Energética: Uma vez que sua energia esteja limpa e equilibrada, a terapia ajuda a protegê-lo contra influências negativas, criando uma espécie de "escudo energético".

- Elevação Vibracional: A Terapia Ágatha pode elevar sua vibração para frequências mais elevadas, onde a ansiedade tem menos probabilidade de persistir.

A Semente da Vida: Um Caminho para a Elevação

A Semente da Vida, uma poderosa representação geométrica, é um componente crucial na Terapia Ágatha. Aqui está como ela se relaciona com a ansiedade:

- Elevação de Vibrações: A Semente da Vida é usada como uma ferramenta para elevar a vibração energética.

Quanto mais alta a vibração, menor a probabilidade de sentimentos de ansiedade.

- Expansão da Consciência: Através da **Semente da Expansão**, muitas pessoas experimentam uma expansão da consciência, permitindo uma visão mais clara de suas vidas e preocupações, o que pode reduzir a ansiedade.

Caminho para a Calma e a Liberdade

Ao combinar as Terapias Ágatha com a compreensão profunda da ansiedade, você abre um caminho para a calma e a liberdade da ansiedade. Essas abordagens inovadoras trabalham em níveis energéticos profundos, proporcionando um alívio eficaz.

Lembre-se de que a ansiedade pode ser uma jornada pessoal, e o que funciona para um indivíduo pode variar, mas as Terapias Ágatha com a **Semente da Vida** e a **Semente da Expansão** oferecem uma nova esperança para aqueles que buscam a tranquilidade interior.

Com a assistência de uma terapeuta qualificada que compreenda essas técnicas e possa guiá-lo em sua jornada de cura com paciência e dedicação, você pode descobrir um novo estado de ser, livre da ansiedade, onde a paz e a harmonia prevalecem.

Reiki

Restaurando o Equilíbrio Energético e
Aliviando a Ansiedade

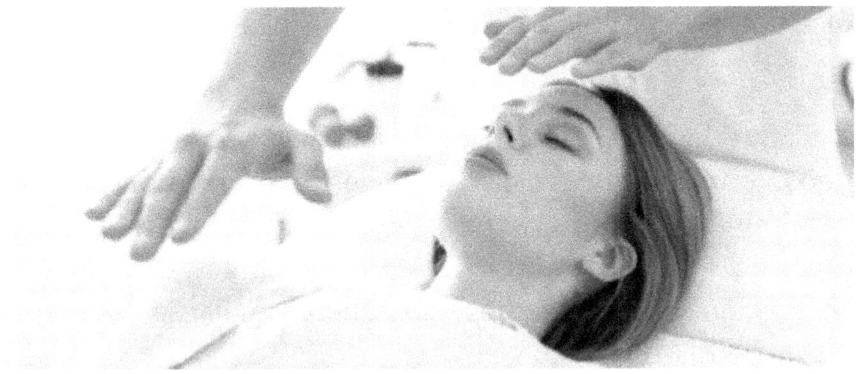

Vamos aprofundar nos princípios e na prática do Reiki, uma terapia que canaliza energia vital para promover a cura. Discutiremos como o reiki pode ser aplicado no tratamento da ansiedade, acalmando a mente e estimulando a autorregulação do corpo.

O Reiki é uma prática terapêutica baseada na canalização de energia vital universal para promover a cura física, emocional e mental. Quando se trata de aliviar a ansiedade, o Reiki oferece uma abordagem única. Vejamos como funciona:

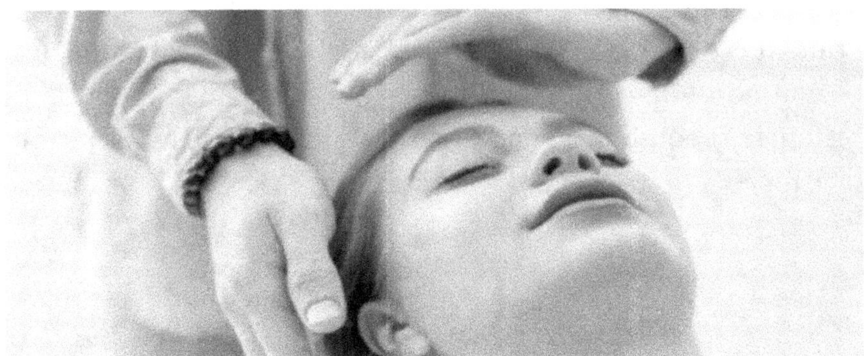

1. Canalização de Energia Universal: O praticante de Reiki atua como um canal para a energia universal, direcionando-a para o receptor. Acredita-se que essa energia vital universal flua para onde é mais necessária no corpo e na mente do receptor, restaurando o equilíbrio energético.

2. Toque Leve e Posições de Mãos: Durante uma sessão de Reiki, o praticante coloca as mãos suavemente sobre ou próximo ao corpo do receptor. Esses toques leves e posições específicas são projetados para abrir e realinhar os centros de energia, ou chakras, promovendo a livre circulação de energia.

3. Relaxamento Profundo: O toque suave e a energia canalizada durante uma sessão de Reiki induzem um profundo estado de relaxamento. O relaxamento é uma ferramenta fundamental no alívio da ansiedade, uma vez que ajuda a reduzir a ativação do sistema nervoso simpático, que está envolvido na resposta ao estresse.

4. Liberação de Bloqueios Energéticos: A ansiedade pode estar relacionada a bloqueios de energia nos chakras.

O Reiki é projetado para identificar e liberar esses bloqueios, permitindo que a energia flua livremente. Isso ajuda a restaurar o equilíbrio energético e a promover uma sensação de calma.

5. Promoção da Consciência Corporal: Durante uma sessão de Reiki, os receptores muitas vezes relatam uma maior conscientização de suas sensações corporais. Isso pode ajudar na identificação de áreas de tensão ou desconforto associadas à ansiedade, permitindo que essas áreas sejam tratadas.

6. Alívio Emocional: O Reiki também tem um componente emocional significativo. À medida que a energia é direcionada para os chakras relacionados às emoções, muitas pessoas experimentam um alívio das emoções negativas, como medo, preocupação e tensão, que frequentemente acompanham a ansiedade.

7. Mente Calma: O Reiki promove uma mente mais tranquila e clara. Isso é essencial para controlar a ansiedade, pois permite que você observe e lide com seus pensamentos e emoções de maneira mais equilibrada.

8. Sessões Regulares: Para obter os benefícios máximos, as sessões de Reiki são muitas vezes recomendadas em uma base regular. O número de sessões necessárias pode variar dependendo da gravidade da ansiedade de cada indivíduo. Em resumo, o Reiki é uma prática terapêutica que restaura o equilíbrio energético, alivia o estresse e promove um profundo estado de relaxamento. Esses efeitos combinados ajudam a aliviar a ansiedade e a promover uma sensação geral de bem-estar físico e emocional.

Auto tratamento e Sessões a Distância

Uma das características únicas do Reiki é que ele pode ser praticado tanto em sessões presenciais quanto a distância. Além disso, os praticantes de Reiki têm a capacidade de realizar o auto tratamento, o que significa que eles podem aplicar a terapia em si mesmos. Essas duas opções ampliam significativamente o acesso à terapia Reiki para o alívio da ansiedade.

Auto tratamento de Reiki:

O auto tratamento de Reiki é uma técnica valiosa que permite que os indivíduos apliquem a terapia a si mesmos. Isso é particularmente benéfico quando se trata de ansiedade, pois oferece uma ferramenta prontamente disponível para aliviar os sintomas no momento em que eles surgem.

Para poder aplicar Reiki em si mesma, a pessoa necessita passar por uma ativação, feita por um Mestre de Reiki. Aqui está como funciona depois na prática:

1. Preparação: Encontre um local tranquilo e confortável onde você possa se sentar ou deitar. Isso pode ser feito em qualquer momento do dia, sempre que você sentir a necessidade de alívio da ansiedade.

2. Posição das Mãos: Use as técnicas de posicionamento das mãos que aprendeu durante sua iniciação ao Reiki. Isso envolve colocar as mãos suavemente em diferentes áreas do corpo, começando pela cabeça e descendo até os pés.

3. Ativação da Energia: Visualize a energia vital universal fluindo através de suas mãos e entrando em seu corpo. Mentalização, visualização e aplicação dos símbolos sagrados. Sinta a energia fluindo através de você, realinhando e equilibrando seus centros de energia.

4. Foco na Respiração: Concentre-se na sua respiração. Respire profundamente e de maneira uniforme, permitindo que o estresse e a tensão saiam com cada expiração.

5. Meditação e Reflexão: Durante o autotratamento, você pode optar por meditar ou refletir sobre os sentimentos de ansiedade que estão surgindo. Isso pode ajudar a aumentar sua conscientização e compreensão das causas subjacentes da ansiedade.

6. Tempo para Você: Reserve tempo suficiente para o autotratamento, pelo menos 15-20 minutos. Quanto mais tempo você puder dedicar, mais profundo será o estado de relaxamento alcançado.

Sessões a Distância:

As sessões de Reiki a distância são outra opção valiosa para aqueles que buscam alívio da ansiedade. Nesse formato, um praticante de Reiki qualificado pode enviar energia de cura para você, independentemente da sua localização. Aqui está como funciona:

1. Agendamento: Entre em contato com um praticante de Reiki que ofereça sessões a distância e agende uma sessão. A maioria das sessões a distância pode ser agendada por telefone, e-mail ou mensagem.

2. Preparação: No horário agendado, encontre um local tranquilo e relaxante onde você possa se deitar ou sentar confortavelmente. Esteja aberto à energia que será enviada a você.

3. Recepção da Energia: O praticante de Reiki iniciará a sessão, canalizando energia vital universal em sua direção. Você pode sentir sensações sutis, como calor, formigamento ou relaxamento profundo, à medida que a energia flui.

4. Relaxamento: Durante a sessão a distância, relaxe e respire profundamente. Permita-se soltar a ansiedade e as preocupações à medida que a energia de cura trabalha em você.

5. Feedback: Após a sessão, você pode fornecer feedback ao praticante sobre suas experiências e qualquer alívio que tenha sentido em relação à ansiedade.

Tanto o autotratamento de Reiki quanto as sessões a distância oferecem formas flexíveis e acessíveis de receber os benefícios dessa terapia para aliviar a ansiedade. Eles capacitam os indivíduos a tomar **medidas ativas** para melhorar seu bem-estar mental e emocional.

Florais de Bach

Ansiedade e Florais de Bach: Alívio Natural para o Equilíbrio Emocional

A ansiedade é uma condição emocional que afeta milhões de pessoas em todo o mundo. Ela pode se manifestar de diversas formas, incluindo preocupações excessivas, medos irracionais, tensão muscular e até ataques de pânico. Muitos buscam alívio por meio de terapias tradicionais, como psicoterapia e medicamentos, mas há uma abordagem natural que tem ganhado destaque: os Florais de Bach.

O que são Florais de Bach?

Os Florais de Bach são uma forma de medicina complementar criada pelo médico inglês **Dr. Edward Bach** na década de 1930. Essa terapia é baseada na ideia de que as emoções desempenham um papel fundamental na saúde e no bem-estar e que desequilíbrios emocionais podem levar a problemas físicos. Dr. Bach desenvolveu 38 essências florais, cada uma correspondendo a um estado emocional específico.

Entendendo o Mecanismo Vibracional dos Florais de Bach para o Equilíbrio Emocional

Os Florais de Bach são um tipo especial de terapia complementar que opera com base em um princípio fascinante: o mecanismo vibracional. Essa abordagem única se concentra em harmonizar as emoções, promovendo o equilíbrio emocional por meio da energia sutil das flores.

O Poder das Vibrações das Flores

Cada essência floral de Bach é preparada com flores específicas, escolhidas pelo Dr. Edward Bach por suas qualidades vibracionais únicas. Essas qualidades energéticas das flores são capturadas através de um método que envolve a exposição das flores à luz solar ou ebulição em água pura.

O resultado é uma infusão líquida que carrega a essência vibracional da flor.

Harmonização e Equilíbrio

A teoria por trás dos Florais de Bach é que nossas emoções desempenham um papel fundamental na nossa saúde física e mental.

Quando experimentamos desequilíbrios emocionais, isso pode se manifestar de várias maneiras, incluindo a ansiedade.

Cada floral corresponde a um estado emocional específico e, ao ingerir ou aplicar essas essências, acredita-se que as vibrações positivas das flores atuam para equilibrar e harmonizar as emoções.

Identificando o Tipo de Ansiedade

A ansiedade pode se manifestar de diferentes maneiras em cada indivíduo. Alguns podem sentir um medo vago e indefinido, enquanto outros podem ter medos específicos ou preocupações conhecidas. Os Florais de Bach podem ser uma ajuda valiosa, especialmente depois de identificar o tipo de ansiedade e suas origens.

O terapeuta floral, com sua experiência, pode ajudar a escolher as essências apropriadas para lidar com questões emocionais específicas.

Abordagem Segura e Holística

Os Florais de Bach são uma abordagem holística e segura para tratar desequilíbrios emocionais, incluindo a ansiedade. Eles não causam efeitos colaterais negativos, não são viciantes e não interferem com outros tratamentos médicos. No entanto, é importante lembrar que a auto-prescrição de Florais de Bach não é recomendada. A orientação de um terapeuta floral qualificado é valiosa para identificar as essências adequadas para suas necessidades individuais.

Considerações Finais

A compreensão do mecanismo vibracional por trás dos Florais de Bach nos oferece uma visão fascinante de como as energias sutis das flores podem ser utilizadas para promover o equilíbrio emocional. É uma abordagem que enfatiza a conexão entre mente, emoções e saúde, e muitas pessoas têm encontrado alívio para seus desafios emocionais por meio dessa terapia complementar.

Se você está interessado em explorar os benefícios dos Florais de Bach para o equilíbrio emocional, eu posso ajudar você. Irei escolher as essências adequadas e criar um plano personalizado para a sua jornada em direção à harmonia emocional.

Aromaterapia- Os maravilhosos Óleos Essenciais

Aromaterapia e o Alívio da Ansiedade: A Jornada para a Serenidade por Meio dos Óleos Essenciais

A **aromaterapia** é uma prática antiga e poderosa que utiliza óleos essenciais extraídos de plantas para promover o bem-estar físico e emocional. Quando se trata de ansiedade, essa abordagem holística oferece uma jornada fascinante e eficaz em direção à serenidade.

O Poder da Natureza em Frascos

Os óleos essenciais são substâncias altamente concentradas extraídas de diferentes partes de plantas, como flores, folhas, raízes e cascas.

O que torna esses óleos especiais é a riqueza de compostos químicos naturais que possuem. Cada óleo essencial tem suas próprias propriedades únicas, e muitos deles têm demonstrado a capacidade de aliviar a ansiedade e promover o relaxamento.

Equilíbrio Emocional com Aromaterapia

A ansiedade muitas vezes está enraizada em desequilíbrios emocionais, e é aí que a aromaterapia entra em cena.

Os óleos essenciais, quando inalados ou aplicados topicamente, podem afetar nosso sistema límbico, a parte do cérebro responsável por emoções e memórias. Isso pode levar a uma sensação de calma, redução do éstresse e até mesmo alívio da ansiedade.

Óleos Essenciais Populares para a Ansiedade

Temos muitos óleos essenciais conhecidos por seus efeitos positivos no combate à ansiedade. A lavanda, por exemplo, é amplamente reconhecida por suas propriedades calmantes. Melissa, gerânio, e muitas madeiras. Cada um pode ser usado em sinergias especificas ou individualmente nas diferentes abordagens por cada momento e pessoa. O óleo de camomila romana e o óleo de bergamota também são conhecidos por suas capacidades relaxantes. Além disso, o óleo de laranja doce é frequentemente usado para elevar o ânimo e aliviar o estresse.

Abordagem Segura e Personalizada

A aromaterapia é uma abordagem segura quando utilizada corretamente. No entanto, é importante lembrar que a diluição adequada e o conhecimento sobre cada óleo essencial são essenciais. Além disso, como cada pessoa é única, é aconselhável orientação personalizada sobre quais óleos essenciais são mais adequados para suas necessidades específicas.

Desperte o Seu Bem-Estar

A busca pela serenidade e pelo alívio da ansiedade é uma jornada que pode ser enriquecida com a aromaterapia.

Os óleos essenciais oferecem uma abordagem natural e eficaz para encontrar o equilíbrio emocional e a paz interior.

Com a orientação certa e a escolha dos óleos adequados, você pode começar a desfrutar dos benefícios transformadores dessa terapia complementar.

Se você está interessado em explorar a aromaterapia como uma ferramenta para aliviar a ansiedade, saiba que eu posso

te ajudar a criar uma abordagem personalizada para melhorar sua qualidade de vida e bem-estar emocional.

Acupuntura

Vou detalhar como a acupuntura estimula pontos específicos do corpo, restaurando o equilíbrio energético e tratando a ansiedade. Explicarei como essa técnica pode ajudar a aliviar sintomas ansiosos, melhorando o fluxo de energia no corpo.

Restaurando o Equilíbrio Energético

A acupuntura é uma terapia tradicional chinesa que envolve a inserção de agulhas finas em pontos específicos do corpo. Esses pontos estão ligados aos meridianos de energia que fluem pelo corpo, e a acupuntura visa desbloquear e restaurar o fluxo de energia, conhecido como "Qi" ou "Chi". Veja como a acupuntura pode ser eficaz no tratamento da ansiedade:

- **Estimulação dos Pontos de Ansiedade:** O terapeuta de acupuntura identificará postos-chave relacionados à ansiedade e inserirá as agulhas nesses locais. A estimulação desses pontos pode reduzir a tensão e acalmar a mente.

- **Liberação de Endorfinas:** A acupuntura pode desencadear a liberação de endorfinas, os "analgésicos naturais" do corpo, que também têm um efeito calmante sobre a mente e as emoções.

- **Redução do Estresse Físico:** A ansiedade muitas vezes se manifesta no corpo como tensão muscular e outros sintomas físicos. A acupuntura pode aliviar esses sintomas, promovendo o relaxamento muscular e aliviando a tensão.

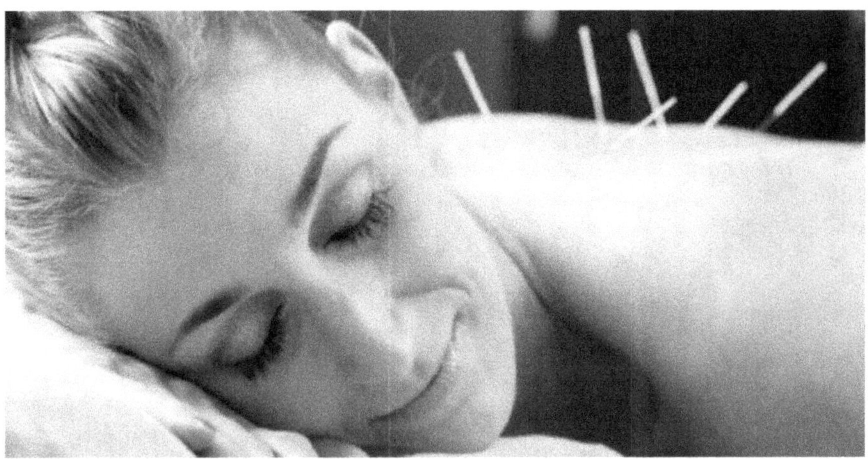

- **Melhora do Sono:** Aqueles que sofrem de ansiedade muitas vezes experimentam dificuldades para dormir. A acupuntura pode melhorar a qualidade do sono, tornando mais fácil para os indivíduos lidar com o estresse.

- **Abordagem Holística:** A acupuntura é uma terapia holística que considera a pessoa como um todo. Isso significa que, além de tratar os sintomas da ansiedade, a acupuntura também pode abordar as causas subjacentes, como desequilíbrios energéticos.

- **Sessões Contínuas:** O tratamento da acupuntura muitas vezes envolve várias sessões para obter resultados ótimos. Isso permite que os indivíduos experimentem benefícios a longo prazo no controle da ansiedade.

Cristaloterapia

Vou explicar como cristais e pedras preciosas podem ser usados na cristaloterapia para harmonizar a energia do corpo e promover tranquilidade. Você aprenderá como selecionar, limpar e energizar cristais para reduzir a ansiedade, além de entender como diferentes tipos de cristais podem ser aplicados em casos específicos.

Harmonização e Tranquilidade

A cristaloterapia é uma prática que utiliza cristais e pedras preciosas para harmonizar a energia do corpo e promover a tranquilidade mental. Cada cristal tem suas propriedades únicas e pode ser escolhido com base nas necessidades individuais. Aqui está como a cristaloterapia pode ser eficaz no tratamento da ansiedade:

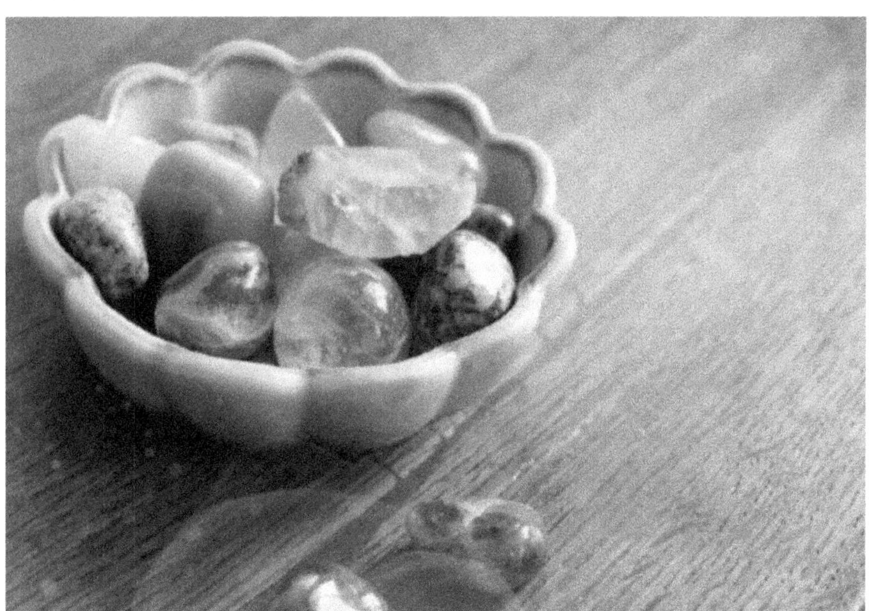

- **Escolha de Cristais:** Um terapeuta de cristaloterapia pode ajudar a escolher os cristais que são mais apropriados para tratar a ansiedade. Alguns cristais populares para esse fim incluem ametista, quartzo rosa e água-marinha.

- **Colocação dos Cristais:** Durante uma sessão de cristaloterapia, os cristais são colocados em locais estratégicos no corpo ou ao redor do espaço. Eles podem ser posicionados nos centros de energia (chakras) ou áreas do corpo que estão particularmente tensas.

- **Energia Equilibrada:** Os cristais emitem vibrações que interagem com a energia do corpo, ajudando a equilibrá-la. Isso pode levar a uma sensação de tranquilidade e alívio da ansiedade.

- **Meditação e Relaxamento:** A presença dos cristais durante uma sessão de cristaloterapia pode facilitar a meditação e o relaxamento profundo. Isso pode ser benéfico para reduzir os níveis de estresse e ansiedade.

- Uso Pessoal: Além das sessões com um terapeuta, as pessoas também podem usar cristais pessoais para aliviar a ansiedade no dia a dia. Ter um cristal no bolso, usá-lo como joia ou mantê-lo próximo durante situações estressantes pode ser útil.

A cristaloterapia oferece uma abordagem única e natural para aliviar a ansiedade, aproveitando as propriedades energéticas dos cristais. Para muitos, essa prática proporciona uma sensação de harmonização e tranquilidade que é benéfica no controle dos sintomas de ansiedade.

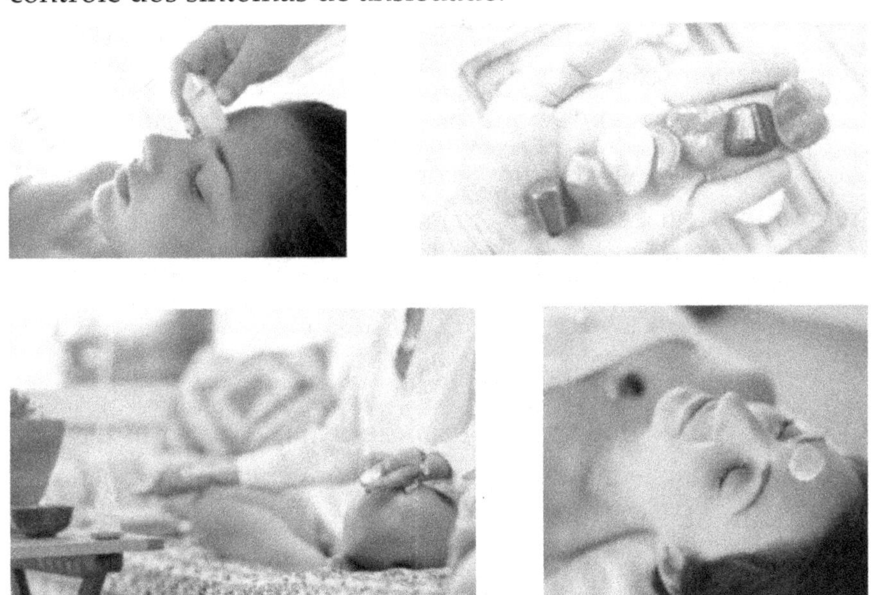

Práticas Complementares: uma abordagem holística

É importante notar que todas essas práticas - meditação energética, Reiki, acupuntura e cristaloterapia - podem ser utilizadas de forma complementar.

Em muitos casos, as pessoas encontram benefícios ao incorporar várias dessas terapias em sua jornada de controle da ansiedade. É essencial encontrar a combinação que funciona melhor para você e que se alinha com suas necessidades e preferências individuais.

Histórias inspiradoras

As histórias inspiradoras mostram que a jornada para encontrar seu propósito de vida pode ser transformadora.

Elas oferecem exemplos reais de como o propósito pode se tornar uma ferramenta poderosa no controle da ansiedade.

Ao explorar essas histórias, você pode se sentir motivado e inspirado a buscar seu próprio propósito e experimentar os benefícios que ele pode trazer para sua vida.

Ana - História de transformação

Conheça a inspiradora história de **Ana,** uma mulher que enfrentou a ansiedade de frente e encontrou seu propósito de vida. Durante anos, a ansiedade dominou a vida de Ana, fazendo com que ela se sentisse constantemente sobrecarregada e incapaz de viver plenamente. Mas, em vez de permitir que a ansiedade a definisse, Ana decidiu buscar ajuda e explorar suas paixões.

Com o apoio de um terapeuta integrativa, Ana mergulhou profundamente em sua jornada interior. Ela descobriu que seu verdadeiro propósito estava enraizado em sua paixão pela música e pela criação artística. Começou a compor músicas e a compartilhá-las com o mundo, transformando sua ansiedade em energia criativa.

À medida que Ana se dedicava ao seu propósito, sua ansiedade diminuía gradualmente. A música se tornou sua terapia, um meio de expressar suas emoções e superar seus medos.

Hoje, Ana é uma cantora e compositora reconhecida, inspirando outros a encontrarem seu próprio propósito e superarem a ansiedade.

João - A jornada de descoberta

A história de João é um exemplo notável de como a jornada de autodescoberta pode levar à redução da ansiedade.

João passou anos lutando contra a ansiedade social, evitando

interações sociais e se sentindo isolado. No entanto, sua vida começou a mudar quando ele decidiu buscar ajuda terapêutica. Ao longo de sua jornada terapêutica, João descobriu que seu propósito de vida estava relacionado ao voluntariado e ao apoio a outras pessoas. Ele começou a se envolver em atividades de voluntariado, ajudando aqueles que enfrentavam desafios semelhantes aos seus.

Essa experiência o fez sentir que sua vida tinha um propósito significativo, além de suas próprias lutas.

Conforme João se tornava mais envolvido em suas atividades de voluntariado, sua ansiedade social diminuía. Ele descobriu que estava conectado a uma comunidade solidária que o aceitava como ele era. João se tornou um defensor apaixonado da conscientização sobre a ansiedade social, usando sua própria jornada como inspiração.

Perguntas para reflexão:

- Você já considerou abordagens de equilíbrio de energia para gerenciar sua ansiedade?

- Você tem clareza a respeito de como a terapia energética vibracional pode ser fundamentál na sua jornada de autocura?

Caso sua resposta seja não, e você ainda não esteja participando do Método LPS, saiba que você pode entrar em contato para agendar uma reunião onde poderei esclarecer todas as suas dúvidas.

Capítulo 8

Em Busca do Propósito

Neste capítulo, exploraremos a conexão entre encontrar um propósito de vida significativo e a redução da ansiedade. Descobriremos como identificar seu propósito pode ser uma ferramenta poderosa no controle da ansiedade.

Seu Aliado na Luta contra a Ansiedade: o Propósito de Vida

Ter um propósito de vida é como ter uma bússola que guia suas ações, pensamentos e decisões. Quando você tem um propósito claro, é mais fácil encontrar significado nas experiências diárias e enfrentar os desafios com resiliência. Vejamos como o propósito de vida pode ajudar a reduzir a ansiedade:

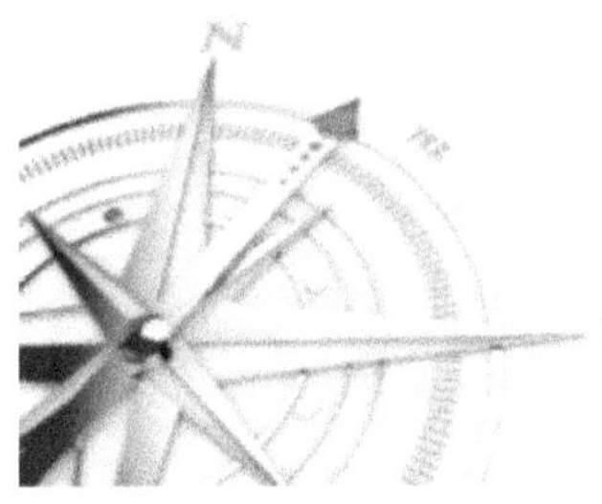

- **Sentido de Direção:** Ter um propósito dá à sua vida um sentido claro de direção. Isso pode ajudá-lo a se concentrar em metas e objetivos significativos, reduzindo a sensação de "ficar à deriva" que pode desencadear ansiedade.

- **Foco nas Paixões:** Muitas vezes, seu propósito de vida está ligado às suas paixões e interesses. Perseguir o que você ama pode ser uma fonte de alegria e satisfação, reduzindo os sentimentos de ansiedade.

- Resiliência: Ter um propósito sólido pode aumentar sua resiliência emocional. Quando você sabe por que está fazendo algo, é mais provável que supere obstáculos e desafios.

- Redução do Estresse: Um propósito de vida pode atuar como um amortecedor contra o estresse. Quando você se concentra em seus objetivos mais amplos, os estresses diários podem parecer menos avassaladores.

- Sentimento de Realização: Alcançar metas alinhadas ao seu propósito proporciona um profundo sentimento de realização. Isso pode contrabalançar os sentimentos de inadequação e ansiedade.

Histórias Inspiradoras

Neste segmento, compartilharemos histórias inspiradoras de pessoas que encontraram e perseguiram seu **propósito de vida**, resultando em uma redução significativa da ansiedade.

Essas histórias reais ilustram como identificar e viver seu propósito pode fazer a diferença. Através desses relatos, você verá como outras pessoas superaram desafios semelhantes aos seus e transformaram suas vidas.

Maria - Lição de empoderamento

A história de Maria é uma lição de empoderamento sobre como viver com um propósito pode transformar a maneira como enfrentamos a ansiedade.

Maria enfrentou o transtorno de ansiedade generalizada por muitos anos, sentindo-se constantemente preocupada e sobrecarregada.

Sua jornada de autodescoberta a levou a explorar sua paixão pela escrita. Ela começou a escrever sobre suas experiências com a ansiedade e como superou seus desafios. À medida que compartilhava sua jornada com os outros, Maria percebeu que estava ajudando pessoas que também enfrentavam a ansiedade. Maria se comprometeu a usar sua voz e sua escrita para criar um impacto positivo na vida de outras pessoas.

Ela fundou um blog e uma comunidade online dedicados a apoiar aqueles que viviam com ansiedade. Essa missão se tornou seu propósito de vida.

À medida que Maria se concentrava em seu propósito de ajudar os outros a superar a ansiedade, sua própria ansiedade começou a diminuir. Ela descobriu que, ao oferecer suporte e esperança aos outros, estava fortalecendo a si mesma. Hoje, Maria continua sua jornada de empoderamento, inspirando outros a abraçar seus propósitos e enfrentar a ansiedade com coragem.

Carlos - História de realização: de empregado em crise a empreendedor de sucesso

Conheça a história inspiradora de Carlos, um indivíduo que enfrentou uma crise de ansiedade e pânico devido à pressão de um emprego no mundo corporativo competitivo.

Carlos dedicou anos de sua vida a uma carreira que exigia longas horas de trabalho, alto nível de competitividade e a constante busca por metas financeiras ambiciosas.

No auge de sua carreira, Carlos sofreu um burnout esmagador. Ele estava exausto, emocionalmente drenado e com sérios problemas de saúde. A ansiedade e o pânico dominaram sua vida, impedindo-o de desfrutar de momentos simples e significativos com sua família e amigos.

Um dia, Carlos tomou uma decisão ousada e transformadora: ele decidiu deixar seu emprego corporativo. Foi uma escolha difícil, mas ele sabia que precisava priorizar sua saúde e bem-estar. Com base em seu conhecimento sólido em gestão financeira, Carlos decidiu criar seu próprio negócio online, oferecendo mentoria em gestão de finanças pessoais.

Ele acreditava que poderia compartilhar suas habilidades e experiência para ajudar outras pessoas a gerenciar suas finanças de forma eficaz e alcançar liberdade financeira.

A transição não foi fácil, mas Carlos estava determinado a fazer funcionar. Ele começou a desenvolver cursos online, criou um blog informativo e usou as mídias sociais para compartilhar seus conhecimentos. Sua paixão por ensinar e ajudar as pessoas a tomar o controle de suas vidas financeiras se tornou seu novo propósito. Com o tempo, o negócio de Carlos decolou. Ele começou a ganhar mais do que jamais ganhara em seu emprego corporativo, mas agora tinha algo ainda mais valioso: liberdade geográfica e financeira.

Ele podia trabalhar de qualquer lugar do mundo, passando mais tempo com sua família e desfrutando da vida que sempre sonhara.

Carlos não apenas superou sua ansiedade e pânico, mas também encontrou um novo sentido e propósito em sua vida. Sua jornada de transformação é um testemunho inspirador de como enfrentar a ansiedade pode levar a uma vida mais significativa e realizada.

Janaina - História de resiliência: superando o trauma do abandono paterno

Conheça Janaina, uma mulher extraordinária que enfrentou um dos desafios emocionais mais difíceis de sua vida: o trauma do abandono paterno. Desde muito jovem, Janaina experimentou a ausência do pai, que a deixou quando ela tinha apenas cinco anos de idade.

O abandono deixou uma profunda cicatriz emocional em Janaina. Ela cresceu se perguntando por que seu pai a deixou, carregando um peso emocional que a afetou de várias maneiras ao longo dos anos. Essa experiência dolorosa a levou a desenvolver uma ansiedade profunda e duradoura.

Quando Janaina chegou à idade adulta, decidiu que era hora de enfrentar seu trauma de frente. Ela buscou a ajuda de um terapeuta especializado em lidar com questões de abandono e trauma. A terapia foi um processo desafiador, mas Janaina estava determinada a encontrar a cura emocional.

Ao longo das sessões de terapia, Janaina começou a entender as complexidades do abandono de seu pai.

Ela percebeu que o abandono de seu pai não tinha nada a ver com ela, mas sim com as próprias lutas e dificuldades dele na época. Isso permitiu que Janaina começasse a liberar o peso da culpa que carregava. A terapia também a ajudou a desenvolver estratégias para lidar com sua ansiedade. Janaina aprendeu técnicas de gerenciamento do estresse, meditação e mindfulness, que a ajudaram a acalmar sua mente ansiosa.

Ela também encontrou apoio em grupos de apoio e comunidades online, onde compartilhava suas experiências e se conectava com outras pessoas que haviam passado por traumas semelhantes. Com o tempo, Janaina começou a se reconstruir emocionalmente. Ela decidiu transformar sua dor em uma oportunidade de crescimento pessoal.

Janaina se tornou uma defensora do apoio emocional e começou a oferecer suporte a outras pessoas que passavam por experiências de abandono e trauma.

Hoje, Janaina é uma mulher resiliente e forte, que encontrou a cura emocional e superou sua ansiedade. Sua jornada de superação é um exemplo inspirador de como a busca de ajuda, a autocompaixão e a resiliência podem levar à cura, mesmo diante das experiências mais difíceis da vida. Ela é um farol de esperança para todos que enfrentam desafios semelhantes.

Perguntas para reflexão:

- Você tem clareza sobre o fato de que estar desalinhados com seu propósito de vida é uma das possíveis causas de ansiedade?

- Como as histórias inspiradoras podem motivá-lo em sua jornada?

Capítulo 9

Técnicas para Diminuir a Ansiedade

Neste capítulo, exploraremos uma variedade de técnicas comprovadas para diminuir a ansiedade. Você aprenderá estratégias que podem ser aplicadas no seu dia a dia para promover o relaxamento, a redução do estresse e uma maior sensação de calma.

Relaxamento: O antídoto para a tensão

O relaxamento desempenha um papel fundamental no alívio da ansiedade. Abordaremos diversas técnicas de relaxamento que você pode experimentar, incluindo:

- Técnica de Relaxamento Muscular Progressivo: Um método que envolve o relaxamento consciente de grupos musculares para aliviar a tensão. Essa técnica envolve uma abordagem sistemática para relaxar os músculos do corpo. Comece escolhendo um local tranquilo e confortável. Feche os olhos e concentre-se em cada grupo muscular, um de cada vez. Comece pelos pés e suba gradualmente, tensando cada músculo por alguns segundos e depois liberando. Sinta a diferença entre a tensão e o relaxamento. Essa prática ajuda a aliviar a tensão física e mental.

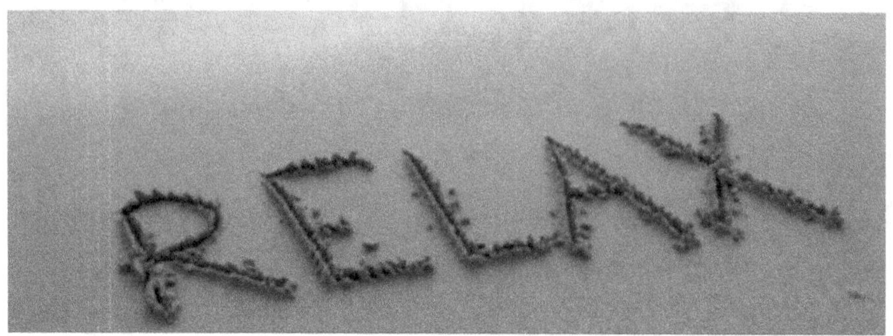

Respiração Profunda: A respiração profunda é uma técnica simples e eficaz para reduzir a ansiedade. Sente-se ou deite-se confortavelmente e coloque uma mão sobre o peito e a outra

sobre o abdômen. Respire profundamente pelo nariz, inflando **o abdômen** enquanto conta até quatro. Em seguida, expire lentamente pela boca, contando até seis. Repita várias vezes. Essa técnica acalma o sistema nervoso e reduz a sensação de ansiedade.

Meditação Guiada: A meditação guiada é uma prática que envolve ouvir um guia que o

conduz por uma visualização relaxante. Pode ser feita com música suave ao fundo. Durante a meditação, você será levado a imaginar um local tranquilo e sereno, onde pode se sentir seguro e relaxado. A meditação guiada ajuda a acalmar a mente e reduzir a ansiedade,

fornecendo um refúgio mental.

Yoga: O yoga combina posturas físicas, técnicas de respiração e meditação. A prática regular do yoga é eficaz para reduzir a ansiedade, pois ajuda a liberar a tensão acumulada no corpo.

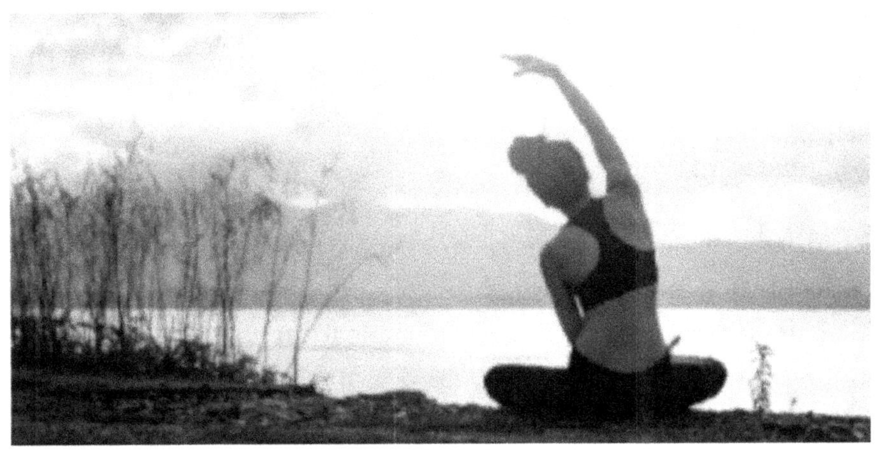

As posturas de yoga podem melhorar a flexibilidade e a força, promovendo uma sensação geral de bem-estar. O aspecto de meditação no yoga também acalma a mente.

Ao incorporar essas técnicas de relaxamento em sua rotina diária, você estará equipado com ferramentas poderosas para enfrentar a ansiedade. Lembre-se de que a prática regular é essencial para colher os benefícios do relaxamento. À medida que você aprimora suas habilidades de relaxamento, estará fortalecendo sua capacidade de gerenciar a ansiedade de maneira eficaz.

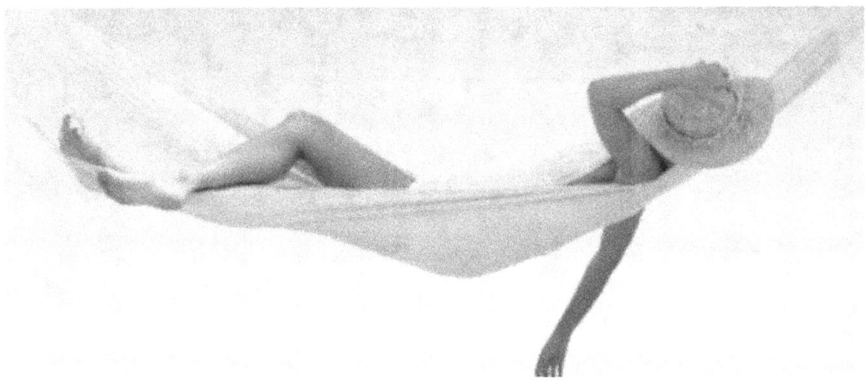

A quietude da mente: meditação e mindfulness

A meditação e o mindfulness são práticas poderosas para acalmar a mente ansiosa.

Meditação: A meditação é uma prática que envolve concentrar a mente em um objeto, pensamento ou atividade específica para treinar a atenção e alcançar um estado mental claro e tranquilo.

Existem várias técnicas de meditação, incluindo meditação da respiração, meditação transcendental, meditação Vipassana e muito mais. A meditação regular pode ajudar a reduzir a atividade do cérebro relacionada à ansiedade, melhorando a capacidade de lidar com o estresse.

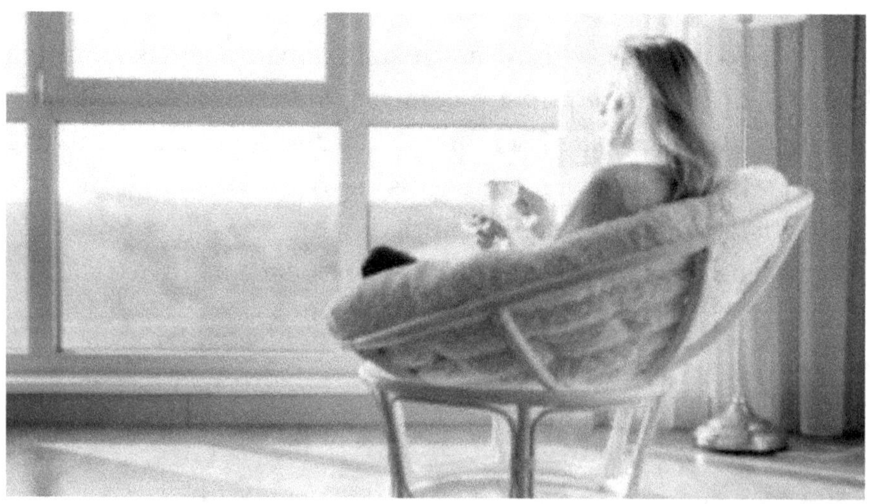

Meditação Mindfulness: como prestar atenção plena ao momento presente pode ajudar a reduzir a ruminação ansiosa.

O mindfulness, ou atenção plena, é a prática de prestar atenção ao momento presente com aceitação e sem julgamento. Isso envolve observar seus pensamentos, emoções e sensações corporais sem tentar mudá-los. A atenção plena é frequentemente praticada através de exercícios de respiração consciente, body scan (verificação do corpo) e meditações guiadas. O mindfulness pode ajudar a reduzir a ruminação mental, que é comum na ansiedade, e promover uma maior sensação de calma e aceitação.

Benefícios da Meditação e Mindfulness:

Ambas as práticas oferecem benefícios significativos na redução da ansiedade, incluindo:

- Redução dos níveis de estresse.

- Melhora na regulação emocional.

- Aumento da resiliência psicológica.

- Maior autoconsciência.

- Melhora na qualidade do sono.

- Aumento da sensação de bem-estar.

Começar com a meditação e o mindfulness pode ser desafiador, mas a prática consistente ao longo do tempo pode levar a resultados notáveis na gestão da ansiedade. À medida que você se torna mais proficiente nessas práticas, desenvolverá uma maior capacidade de se manter presente e tranquilo, independentemente das circunstâncias.

Integração do Mindfulness no Dia a Dia:

Viver com Plena Consciência Como aplicar princípios de mindfulness nas atividades diárias.

O mindfulness, ou atenção plena, é uma prática que tem ganhado cada vez mais destaque nas abordagens terapêuticas para lidar com a ansiedade e promover o bem-estar emocional. Mas como você pode levar essa prática para o seu dia a dia e aplicar os princípios do mindfulness em suas atividades cotidianas? Vamos explorar algumas maneiras de integrar o mindfulness em sua rotina diária.

1. Comece com a Respiração Consciente:

A respiração é uma âncora fundamental no mindfulness.

Ela está sempre presente, e podemos usá-la como um ponto de foco para nos trazer de volta ao momento presente. Reserve alguns minutos todas as manhãs para uma respiração consciente. Sente-se confortavelmente, feche os olhos e concentre-se em sua respiração.

Observe a entrada e saída do ar, sem tentar mudar nada. Apenas esteja presente na respiração. Você pode usar esse exercício sempre que sentir necessidade ao longo do dia.

2. Pratique a Escuta Ativa:

Quando estiver em uma conversa com alguém, esteja totalmente presente. Ouça não apenas as palavras, mas também o tom de voz e a linguagem corporal.

Evite a tentação de planejar sua resposta enquanto a outra pessoa fala. Esteja presente e permita que a conversa flua naturalmente. A escuta ativa não apenas melhora os relacionamentos, mas também nos mantém no momento presente.

3. Saboreie sua Comida:

Muitas vezes, comemos sem prestar atenção, distraídos por dispositivos eletrônicos ou preocupações. Ao praticar o mindfulness, você pode transformar as refeições em uma experiência consciente. Observe a aparência, o aroma, a textura e o sabor dos alimentos. Mastigue devagar e preste atenção em cada mordida. Isso não apenas o ajudará a apreciar mais a comida, mas também a evitar excessos.

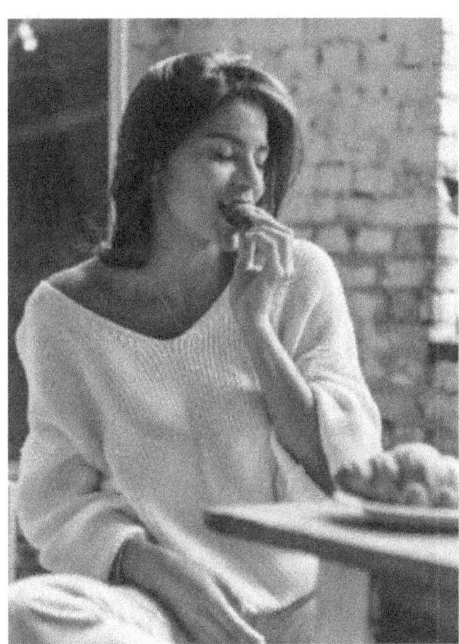
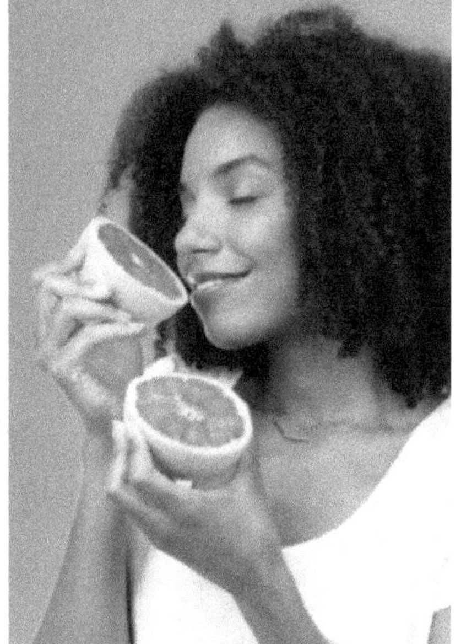

4. Faça Pausas para Respirar:

Integre pequenas pausas de mindfulness ao longo do dia.

A cada hora, pare por alguns minutos e concentre-se na sua respiração. Isso ajuda a recarregar sua energia e a manter a calma em situações estressantes. Essas pausas curtas podem ser particularmente eficazes no trabalho ou em momentos agitados.

5. Seja Consciente nas Atividades Diárias:

Qualquer atividade pode se tornar uma oportunidade para praticar o mindfulness. Se estiver lavando a louça, esteja completamente presente no ato de lavar. Sinta a água, observe os movimentos e as sensações. Se estiver caminhando, sinta o chão sob seus pés, o balanço de seus braços.

Cada atividade cotidiana pode se tornar uma prática de mindfulness se você estiver totalmente presente.

6. Mantenha um Diário de Gratidão:

Antes de dormir, escreva algumas coisas pelas quais você é grato naquele dia. Isso não apenas ajuda a encerrar o dia com uma nota positiva, mas também treina sua mente para buscar momentos de gratidão em sua vida diária.

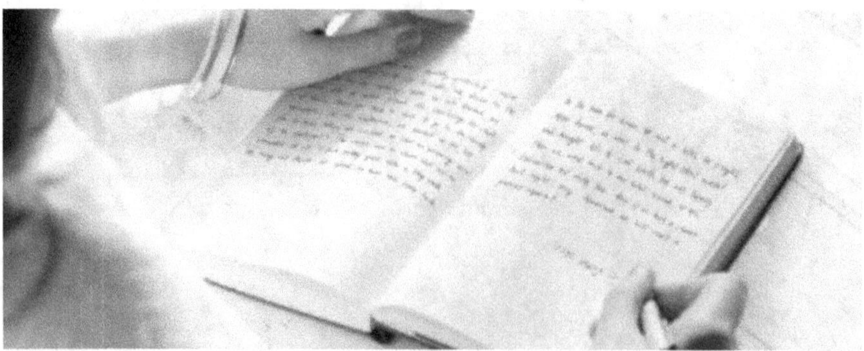

7. Medite Regularmente:

A meditação mindfulness é uma prática formal que pode ser feita diariamente. Reserve um tempo para meditar, mesmo que seja apenas por alguns minutos. Há muitos aplicativos e recursos online que oferecem meditações guiadas para ajudar você a começar.

Lembrando que a prática do mindfulness é um processo contínuo. Não espere ser perfeito nisso. Haverá momentos em que sua mente vagará, e está tudo bem. O importante é trazer sua atenção de volta ao momento presente sem julgamento. Com a prática constante, você

descobrirá que o mindfulness se tornará uma parte natural de sua vida, ajudando-o a lidar melhor com a ansiedade e a viver com mais plenitude.

A energia que cura: movimento e respiração

O movimento consciente e a prática de técnicas de respiração são formas poderosas de reduzir a ansiedade, pois promovem uma conexão profunda entre o corpo e a mente.

Vamos explorar essas práticas em detalhes:

Movimento Consciente: O movimento consciente envolve a prática de exercícios físicos com atenção plena. Isso significa que você presta total atenção ao seu corpo, movimentos e sensações enquanto se exercita. Pode ser qualquer forma de exercício que você goste, como yoga, tai chi, dança, caminhada ou corrida. A chave é estar presente em cada movimento, respiração e sensação física. O movimento consciente ajuda a liberar a tensão física e mental, aliviando a ansiedade.

Técnicas de Respiração: A respiração desempenha um papel fundamental na regulação do sistema nervoso e na redução da ansiedade. Existem várias técnicas de respiração que podem ser usadas para acalmar a mente e o corpo:

Respiração abdominal: Respirar profundamente no abdômen, em vez de respirações superficiais no peito, promove a sensação de calma e reduz o estresse.

Respiração 4-7-8: Envolve uma contagem específica durante a inspiração, retenção e expiração, o que ajuda a acalmar a mente.

Respiração diafragmática: Concentra-se em expandir o diafragma durante a inspiração, permitindo uma maior entrada de oxigênio e relaxamento.

Respiração alternada: Uma técnica de respiração usada no yoga que equilibra os hemisférios esquerdo e direito do cérebro, promovendo a clareza mental.

Respiração profunda: Respirar profundamente e lentamente, **com as palmas das mão viradas para cima**, pode acalmar o sistema nervoso e reduzir a ansiedade.

Integração de Movimento e Respiração: Combinar movimento consciente com técnicas de respiração pode potencializar os benefícios de ambas as práticas. Por exemplo, durante uma aula de yoga, você se move em sincronia com a respiração, o que ajuda a criar um estado de tranquilidade e consciência.

Começar com o movimento consciente e as técnicas de respiração pode ser uma maneira eficaz de aliviar a ansiedade, especialmente se você preferir abordagens mais práticas. Experimentar diferentes formas de movimento e técnicas de respiração pode ajudá-lo a encontrar o que funciona melhor para você no gerenciamento da ansiedade.

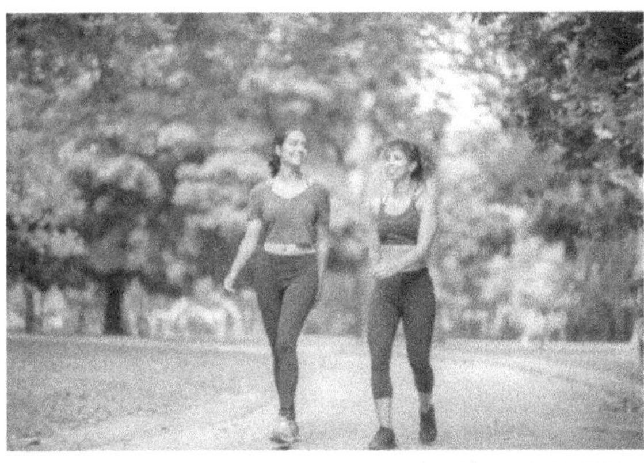

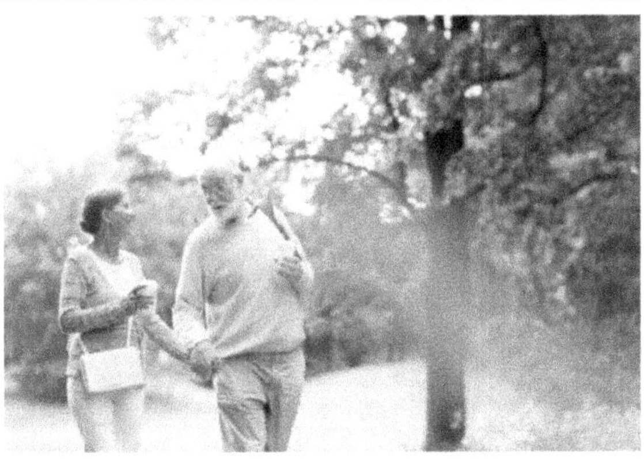

Perguntas para reflexão:

- Você já experimentou técnicas de relaxamento para aliviar a ansiedade?

- Qual é a sua compreensão sobre meditação e mindfulness e como eles podem beneficiar sua saúde mental?

- Como a incorporação de movimento e respiração em sua rotina pode ajudar a gerenciar a ansiedade?

Capítulo 10

Autocuidados

O autocuidado desempenha um papel fundamental no tratamento e gestão da ansiedade. Neste capítulo exploraremos como cuidar de si mesmo seja essencial para a sua saúde mental e emocional.

Cuidando de si mesmo: alimentação e sono

Alimentação Consciente: A relação entre alimentação e ansiedade é mais profunda do que imaginamos.

O que colocamos em nossos corpos pode afetar significativamente nosso estado emocional. Para lidar com a ansiedade, é importante adotar uma abordagem de alimentação consciente. Isso envolve não apenas escolher alimentos nutritivos, mas também estar atento a como comemos. Comer conscientemente significa prestar atenção à textura, ao sabor e à experiência de comer. Isso não só promove uma relação mais saudável com a comida, mas também ajuda a reduzir a ansiedade relacionada à alimentação.

Sono Reparador: O sono é crucial para o funcionamento mental e emocional adequado. A falta de sono adequado pode aumentar os níveis de ansiedade. Para melhorar a qualidade do sono, é essencial estabelecer rotinas saudáveis de sono.

Isso inclui criar um ambiente de sono confortável e propício, evitando a exposição à tela antes de dormir, limitando a ingestão de cafeína à tarde e incorporando técnicas de relaxamento, como a meditação, para preparar a mente e o corpo para um sono reparador. O sono é um componente vital para a gestão da ansiedade, e dedicar tempo para melhorar seus padrões de sono pode fazer uma grande diferença em seu bem-estar emocional.

Bem-Estar em ação: hábitos saudáveis

Exercício Físico: A atividade física regular é uma aliada poderosa na redução da ansiedade. Quando você se exercita, seu corpo libera endorfinas, que são neurotransmissores naturais que promovem sentimentos de felicidade e bem-estar. O exercício também ajuda a reduzir o estresse e a tensão muscular, comuns em pessoas que sofrem de ansiedade.

O segredo é encontrar uma atividade que você goste, seja caminhada, ioga, corrida ou dança, e torná-la parte de sua rotina diária. Comece devagar e aumente gradualmente a intensidade. O exercício regular não apenas beneficia seu corpo, mas também é um excelente meio de acalmar sua mente.

Práticas de Relaxamento: Além das técnicas de respiração e meditação mencionadas anteriormente, há outras maneiras de relaxar e acalmar a mente.

Banhos quentes são uma excelente maneira de relaxar os músculos e aliviar o estresse.

Massagens também podem ser altamente eficazes na redução da tensão muscular e no relaxamento geral.

A aromaterapia, com óleos essenciais como lavanda ou camomila, pode criar um ambiente relaxante. Todas essas práticas ajudam a reduzir os níveis de ansiedade e proporcionam uma sensação de tranquilidade.

Socialização e Apoio: O apoio social desempenha um papel vital na gestão da ansiedade. Manter relacionamentos saudáveis e buscar apoio quando necessário é fundamental.

Conectar-se com amigos e familiares, compartilhar preocupações e sentimentos e sentir-se apoiado cria um ambiente emocionalmente saudável. Além disso, considere participar de **grupos de apoio** com sua terapeuta, onde você pode compartilhar experiências com pessoas que passam por situações semelhantes.

Tempo para Si Mesmo: Reserve um tempo para atividades que você ama e que o relaxam. Hobbies, interesses pessoais e momentos de lazer são uma forma crucial de autocuidado.

Quando você se envolve em atividades que o fazem se sentir bem, você recarrega suas energias emocionais e mentais. Isso não apenas alivia a ansiedade, mas também melhora seu bem-estar geral. Seja ler um livro, pintar, ouvir música, caminhar na natureza ou qualquer outra atividade **que lhe traga alegria**, não subestime o valor do tempo para si mesmo.

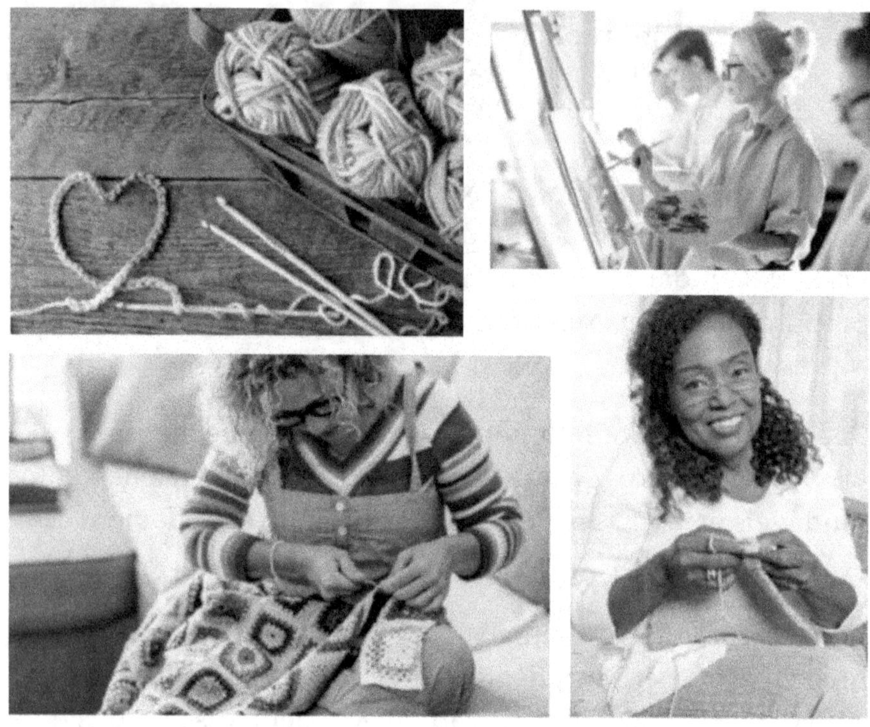

Neste capítulo, detalhamos como o autocuidado, incluindo escolhas alimentares conscientes, sono adequado, práticas de relaxamento, atividade física, conexões sociais e tempo para si mesmo, pode ser uma parte vital na gestão da ansiedade.

Incorporar esses hábitos saudáveis em sua vida cotidiana pode fazer uma diferença significativa na sua jornada em direção a uma vida mais equilibrada e tranquila.

Perguntas para reflexão:

- Qual é a relação entre sua alimentação e a ansiedade que você experimenta?

- Como a qualidade do seu sono afeta sua saúde mental?

- Que hábitos saudáveis você pode implementar para promover o autocuidado?

Capítulo 11

Conclusão

Considerações Finais

Chegamos ao final desta jornada de exploração sobre a ansiedade e as estratégias para lidar com ela. O que você aprendeu aqui é valioso, mas lembre-se de que o conhecimento por si só não é suficiente. Para conquistar a paz interior e a liberdade da ansiedade, é fundamental o compromisso consigo mesmo.

A Prática é a Chave

Não basta apenas ler sobre as técnicas e estratégias apresentadas neste livro. A verdadeira transformação ocorre quando você se compromete a praticar essas técnicas diariamente, aplicando-as em momentos de crise, de ansiedade e de pânico. É através da prática constante que você fortalecerá suas habilidades para enfrentar esses desafios.

Combine e Experimente

Lembre-se de que não existe uma abordagem única para todos. Experimente diferentes técnicas e descubra o que funciona melhor para você. Muitas vezes, uma combinação de métodos é a chave para o sucesso. Seja flexível em sua abordagem e adapte as estratégias de acordo com suas necessidades. ansiedade, mas também buscando realizar seus sonhos e seu potencial máximo. Às vezes, a ansiedade surge como um sinal de que é hora de repensar sua vida, seus objetivos e seu propósito.

Mensagem de Esperança e Empoderamento

A ansiedade pode ser uma batalha desafiadora, mas você não está sozinho nessa jornada. Lembre-se de que você é mais forte do que a ansiedade que o aflige. Tenha esperança e saiba que é possível superar cada obstáculo que surgir em seu caminho.

Você possui o poder de criar uma vida plena, saudável e próspera. Não apenas superando a ansiedade, mas também buscando realizar seus sonhos e seu potencial máximo. Às vezes, a ansiedade surge como um sinal de que é hora de repensar sua vida, seus objetivos e seu propósito.

Conheça Mentoria "SER"

Se você está em busca de uma orientação mais profunda, se sente insatisfeito em várias áreas de sua vida e deseja encontrar seu verdadeiro propósito, considere a Mentoria SER. Esta mentoria é projetada para ajudá-lo a alinhar-se com seus objetivos pessoais e profissionais, proporcionando suporte, orientação e ferramentas para alcançar o sucesso e a realização em todas as áreas de sua vida.

Lembre-se, a vida é uma jornada repleta de desafios e oportunidades. Com determinação, comprometimento e as estratégias certas, você pode superar a ansiedade e criar uma vida plena de significado e felicidade.

Agora é hora de dar o primeiro passo em direção à sua jornada de transformação. A ansiedade não pode mais dominar sua vida. Você tem o poder de conquistar a serenidade e o bem-estar que tanto merece. Avance com coragem, confiança e esperança.

"O futuro pertence àqueles que acreditam na beleza de seus sonhos." - Eleanor Roosevelt

Lembre-se sempre disso, e saiba que você é capaz de realizar seus sonhos e viver uma vida significativa e feliz.

Leituras Recomendadas

Seguem algumas sugestões de livros e recursos adicionais para aqueles que desejam aprofundar ainda mais seu conhecimento sobre a ansiedade e seu tratamento.

Ekart Tolle: O poder do agora: Um guia para a iluminação espiritual

Brené Brown : A coragem de ser imperfeito: Como aceitar a própria vulnerabilidade, vencer a vergonha e ousar ser quem você é

Joseph Murphy: O poder do subconsciente

Napoleon Hill: Atitude mental positiva

Tony Robbins: Desperte o seu gigante interior

Joe Dispenza: Quebrando o hábito de ser você mesmo: Como reconstruir sua mente e criar um novo eu

Danny Penman e Mark Williams: Atenção plena (Mindfulness): Como encontrar a paz em um mundo frenético

Augusto Cury: Ansiedade: Como enfrentar o mal do século

Bônus Especiais

Aqui em seguida você encontrará um **Conteúdo Extra para sua Jornada**

que será muito valioso. Responda, reflita, reprocesse.

Perguntas para reflexão:

- Qual é a relação entre sua alimentação e a ansiedade que você experimenta?

- Como a qualidade do seu sono afeta sua saúde mental?

- Que hábitos saudáveis você pode implementar para promover o autocuidado?

Questionário final

Responda com honestidade

Agora que você sabe muito mais sobre a sua ansiedade, responda esses questionamentos.

Isso vale tanto para quem sofre com ansiedade, como para guia para terapeutas e familiares de pessoas ansiosas.

1. Você se preocupa constantemente com o futuro, mesmo que não haja motivo aparente para isso?

2. Você costuma sentir inquietação ou agitação constante?

3. Tem dificuldade para relaxar, mesmo em situações tranquilas?

4. Fica excessivamente tenso ou preocupado com eventos sociais ou situações de interação social?

5. Experimenta frequente irritabilidade ou impaciência?

6. Tem dificuldade para adormecer ou permanecer dormindo devido a pensamentos intrusivos?

7. Sente medo intenso ou preocupação excessiva em relação a coisas específicas, como voar, lugares fechados, multidões ou animais?

8. Tem sintomas físicos frequentes, como dores de cabeça, dores musculares, ou dores no peito, sem causa médica aparente?

9. Encontra-se evitando situações ou lugares que causem desconforto, mesmo que isso limite suas atividades diárias?

10. Você acha difícil se concentrar em tarefas importantes devido a preocupações constantes?

Se você ou alguém que você conhece respondeu afirmativamente a várias dessas perguntas, pode ser um sinal de que a ansiedade está desempenhando um papel significativo na vida. Nesse caso, é altamente recomendável procurar considerar a possibilidade de entrar no **Método LPS** para caminhar na direção da liberdade da ansiedade.

11. Você costuma ter dores de cabeça frequentes, dores no corpo ou desconforto gastrointestinal (como dor de estômago) sem uma razão médica aparente?

12. Você se pega roendo as unhas, beliscando a pele ou realizando comportamentos repetitivos sem perceber?

13. Você notou uma mudança em seus padrões de sono, como insônia ou sonhos perturbadores?

14. Você se sente frequentemente sobrecarregado(a) por tarefas cotidianas que antes eram gerenciáveis?

15. Você percebe um aumento no consumo de álcool, tabaco ou outros substâncias como uma maneira de lidar com o estresse?

16. Você experimenta mudanças significativas em seu apetite, seja um aumento na compulsão alimentar ou perda de apetite?

17. Você se pega evitando situações desafiadoras ou socialmente desconfortáveis, mesmo que isso limite suas experiências?

Resumo das manifestações mais comuns da ansiedade

A ansiedade é uma condição complexa que pode se manifestar de diversas maneiras. Algumas das manifestações comuns incluem:

Comportamento explosivo, bruxismo, gagueira, compulsão alimentar e vícios diversos. Esses sintomas frequentemente refletem a tensão interna que a ansiedade pode causar.

Claustrofobia, agorafobia e fobias diversas são exemplos de ansiedade que podem limitar a qualidade de vida, tornando situações cotidianas desafiadoras. Dores no peito, respiração acelerada e ataques de pânico podem ser sintomas físicos que acompanham a ansiedade, muitas vezes confundidos com problemas cardíacos. Transtorno bipolar, falta de clareza e dificuldade de concentração são exemplos de como a ansiedade afeta o funcionamento cognitivo e emocional.

Insônia, pensamentos intrusivos e misofonia podem perturbar o sono e a paz mental. Tiques, hábito de roer as unhas e zumbido no ouvido são comportamentos que podem se intensificar sob estresse. Falta de libido, ejaculação precoce e bulimia são exemplos de como a ansiedade pode impactar a saúde sexual e alimentar. Reconhecer esses sinais como sintomas de ansiedade é um passo importante para buscar apoio e tratamento adequados.

Apêndice 1

A compulsão alimentar

A compulsão alimentar é uma manifestação séria e debilitante da ansiedade, afetando a vida de milhões de pessoas em todo o mundo. É um distúrbio alimentar caracterizado por episódios recorrentes de ingestão excessiva de alimentos, frequentemente acompanhados por sentimentos de falta de controle. Esses episódios podem ser uma maneira de lidar com o estresse, a ansiedade ou outras emoções difíceis de enfrentar.

Os sintomas da compulsão alimentar podem variar, mas muitas vezes incluem a ingestão rápida e descontrolada de grandes quantidades de comida, mesmo quando não há fome física real. Após esses episódios, muitas pessoas se sentem intensamente culpadas, envergonhadas e deprimidas. Essa oscilação entre a ingestão excessiva e os sentimentos negativos pode criar um ciclo vicioso difícil de quebrar.

A compulsão alimentar pode ter sérias consequências para a saúde física e emocional. O ganho de peso é uma preocupação comum, o que por sua vez pode aumentar o risco de problemas de saúde, como diabetes, doenças cardíacas e hipertensão. Além disso, a baixa autoestima e a ansiedade social são frequentemente associadas à compulsão alimentar, tornando ainda mais desafiador o enfrentamento dessa condição. É importante destacar que a compulsão alimentar não está relacionada apenas à falta de força de vontade, mas sim a uma interação complexa de fatores emocionais, psicológicos e ambientais.

Tratar a compulsão alimentar geralmente requer abordagens terapêuticas específicas, como a terapia cognitivo-comportamental (TCC) e a terapia TRG, Terapia de Reprocessamento Generativo. Aqueles que sofrem de compulsão alimentar não estão sozinhos.

Procurar ajuda de um profissional é fundamental para desenvolver estratégias eficazes de enfrentamento, promover uma relação saudável com a comida e, por fim, aliviar o impacto da ansiedade na vida cotidiana. Reconhecer e buscar apoio para essa manifestação da ansiedade é um passo corajoso em direção à recuperação e ao bem-estar.

Compreendendo a Compulsão Alimentar e Suas Complexidades

A compulsão alimentar é um transtorno complexo que pode afetar significativamente a vida de quem a vivencia.

Neste capítulo, exploraremos suas causas, sintomas e estratégias de enfrentamento.

1. A Conexão entre Compulsão Alimentar e Ansiedade

Estresse e Comida: O estresse crônico e a ansiedade podem ser desencadeadores da compulsão alimentar. As emoções intensas frequentemente levam a comportamentos alimentares compulsivos como uma forma de buscar alívio temporário. A ansiedade pode estar relacionada ao hábito de comer compulsivamente. A conexão entre compulsão alimentar e ansiedade é profunda e impactante. A ansiedade muitas vezes leva as pessoas a buscar conforto na comida, pois ela pode temporariamente aliviar a tensão e o desconforto emocional. É importante entender como esses dois aspectos estão interligados:

Busca por Alívio Imediato: A comida pode proporcionar uma sensação temporária de prazer e alívio para aqueles que sofrem de ansiedade. Isso ocorre porque a ingestão de alimentos pode desencadear a liberação de neurotransmissores que geram uma sensação de bem-estar momentâneo.

Gatilhos Emocionais: Emoções negativas, como o medo e o estresse associados à ansiedade, muitas vezes desencadeiam episódios de compulsão alimentar. As pessoas podem recorrer à comida como uma maneira de lidar com essas emoções avassaladoras.

Padrões de Pensamento Automático: A ansiedade está frequentemente ligada a pensamentos automáticos negativos, como autocrítica. Isso pode aumentar a probabilidade de recorrer à comida como uma forma de autocompaixão momentânea.

Ciclo Vicioso: A compulsão alimentar e a ansiedade podem criar um ciclo prejudicial. A compulsão alimentar pode levar a sentimentos de culpa e vergonha, o que, por sua vez, pode aumentar os níveis de ansiedade. Esse ciclo pode ser desafiador de interromper.

Estratégias de Enfrentamento Ineficazes: Aqueles que enfrentam a ansiedade podem usar estratégias ineficazes, como a compulsão alimentar, para lidar com seu desconforto emocional. Identificar essas estratégias prejudiciais é o primeiro passo para encontrar alternativas mais saudáveis.

2. Os Diferentes Tipos de Compulsão Alimentar

A compulsão alimentar se manifesta de diversas maneiras, e é essencial compreender os diferentes tipos para abordá-los adequadamente. Vamos explorar os principais:

Comendo Constantemente: Alguns indivíduos com compulsão alimentar têm o hábito de comer constantemente ao longo do dia, muitas vezes sem sentir fome real. Isso pode ser uma tentativa de aliviar o desconforto emocional ou preencher um vazio emocional.

Binge Eating : (Episódios de Comer Excessivo): Esse tipo envolve episódios de consumo excessivo de alimentos em um curto período. Durante esses episódios, a pessoa sente uma perda de controle e come grandes quantidades de comida, mesmo quando não está com fome. Após o episódio, pode haver sentimentos de culpa e vergonha.

Bulimia Nervosa: A bulimia nervosa é caracterizada por episódios recorrentes de compulsão alimentar, seguidos de comportamentos compensatórios, como vômitos auto induzidos ou uso excessivo de exercícios. Esse ciclo pode ser altamente prejudicial à saúde física e emocional.

Compulsão Alimentar Noturna: Pessoas com esse padrão tendem a ter episódios de compulsão alimentar à noite, muitas vezes acordando durante o sono para comer. Isso pode estar relacionado a questões emocionais e pode resultar em falta de sono.

Compulsão Alimentar Emocional: A compulsão alimentar emocional ocorre quando a comida é usada como uma forma de lidar com sentimentos intensos, como ansiedade, tristeza ou estresse. É uma maneira de entorpecer as emoções negativas temporariamente.

Compulsão Alimentar Profunda: Além dos tipos mencionados, a compulsão alimentar profunda envolve uma relação profundamente arraigada com a comida, muitas vezes originada de traumas emocionais. A pessoa pode usar a comida como um mecanismo de sobrevivência emocional.

Cada tipo de compulsão alimentar tem suas características distintas, mas todos compartilham a necessidade de apoio e compreensão para superar os desafios subjacentes.

Vamos examinar estratégias específicas para enfrentar cada um desses tipos e recuperar o controle sobre a relação com a comida e as emoções.

3. Identificando Sintomas e Sinais Comuns

Reconhecer os sintomas e sinais da compulsão alimentar é fundamental para buscar ajuda e iniciar o processo de recuperação. Aqui estão algumas pistas que podem indicar a presença desse transtorno:

Comer em Segredo: Pessoas com compulsão alimentar muitas vezes comem em segredo, escondendo o comportamento de amigos e familiares.

Consumo Excessivo de Alimentos: Comer quantidades excessivas de comida em um curto espaço de tempo, mesmo quando não há fome real, é um sinal clássico.

Sentimentos de Culpa e Vergonha: Após os episódios de compulsão, é comum sentir uma intensa culpa e vergonha em relação ao que foi consumido.

Perda de Controle: Durante os episódios de compulsão, a pessoa pode sentir que perde o controle sobre o que está comendo.

Alívio Temporário de Emoções: A comida é frequentemente usada como uma forma temporária de aliviar sentimentos difíceis, como ansiedade, tristeza ou estresse.

Comer Rapidamente: Comer muito rápido é um comportamento comum durante episódios de compulsão.

Estoques de Comida Escondida: A pessoa pode começar a esconder estoques secretos de comida para uso durante os episódios de compulsão.

Isolamento Social: A compulsão alimentar pode levar ao isolamento social, já que a pessoa se sente envergonhada e prefere evitar situações em que a comida seja uma tentação.

Preocupação Excessiva com Peso e Imagem Corporal: Embora não seja exclusivo da compulsão alimentar, uma preocupação constante com peso e imagem corporal pode estar presente. Identificar esses sintomas e sinais é o primeiro passo para buscar ajuda e iniciar o processo de recuperação.

Se você ou alguém que você conhece está enfrentando esses desafios, saiba que existe apoio disponível e estratégias eficazes para superar a compulsão alimentar.

4. Desencadeadores da Compulsão Alimentar

A compulsão alimentar pode ser desencadeada por uma variedade de fatores emocionais, ambientais e psicológicos.

Entender esses desencadeadores é fundamental para desenvolver estratégias de prevenção e tratamento eficazes. Abaixo, exploramos alguns dos principais desencadeadores da compulsão alimentar:

Estresse: O estresse é um dos desencadeadores mais comuns da compulsão alimentar. Quando estamos sob pressão no trabalho, em relacionamentos ou devido a preocupações financeiras, muitas vezes buscamos conforto na comida como uma forma de lidar com emoções intensas.

Pressão Social: A pressão social, incluindo a influência de amigos, familiares e mídia, pode contribuir para a compulsão alimentar. Mensagens culturais sobre dietas, corpo ideal e a importância da aparência podem criar ansiedade e levar a episódios de compulsão.

Busca por Conforto Emocional: Muitas pessoas usam a comida como uma forma de buscar conforto emocional.

Comer pode temporariamente aliviar sentimentos de solidão, tristeza, ansiedade e estresse. Esse comportamento pode se tornar um padrão de resposta a desafios emocionais.

Tédio: O tédio também pode desencadear episódios de compulsão alimentar. Quando não temos atividades estimulantes para ocupar nosso tempo, a comida pode se tornar uma fonte de entretenimento e prazer momentâneo.

Solidão e Isolamento: A solidão e o isolamento social podem contribuir para a compulsão alimentar. Comer pode ser uma forma de lidar com a falta de conexão social e preencher um vazio emocional.

Traumas e Experiências Passadas: Traumas e experiências passadas, especialmente aquelas relacionadas à comida, podem desencadear comportamentos compulsivos. Isso pode incluir abuso alimentar na infância ou eventos traumáticos que estejam associados à comida.

Fome Emocional: A fome emocional, que difere da fome física, é uma forte desencadeadora da compulsão alimentar. Muitas vezes, as pessoas confundem sentimentos emocionais com fome real e comem em resposta a essas emoções.

Dietas Restritivas: A restrição alimentar extrema, como seguir dietas muito rigorosas, pode levar a episódios de compulsão. A privação de certos alimentos pode criar um desejo intenso por eles, resultando em excessos quando a restrição é quebrada. É importante reconhecer que os desencadeadores da compulsão alimentar podem variar de pessoa para pessoa. Identificar os fatores que desencadeiam seus episódios de compulsão é um passo crucial para o tratamento e a prevenção. A partir desse entendimento, estratégias específicas podem ser desenvolvidas para enfrentar esses desafios de maneira mais saudável e construtiva.

5. A Psicologia por Trás da Compulsão Alimentar: Alívio Emocional na Comida

A compulsão alimentar muitas vezes tem raízes profundas na psicologia e nas emoções. É essencial compreender os aspectos emocionais que podem desencadear e perpetuar esse comportamento. Neste ponto, exploraremos a psicologia por trás da compulsão alimentar, focando especialmente no alívio emocional proporcionado pela comida e como reconhecer e lidar com os gatilhos emocionais que desencadeiam a compulsão.

Alívio Emocional na Comida: Muitas pessoas recorrem à comida como uma forma de aliviar desconfortos emocionais, como ansiedade, tristeza, solidão ou estresse. A comida pode temporariamente amortecer essas emoções, proporcionando uma sensação momentânea de conforto e prazer.

Identificando Gatilhos Emocionais: O primeiro passo para lidar com a compulsão alimentar é identificar os gatilhos emocionais que a desencadeiam. Isso envolve estar atento às emoções e aos estados mentais que precedem um episódio de compulsão. Pergunte a si mesmo: "O que estou sentindo agora que está me levando a querer comer compulsivamente?"

Reconhecendo Padrões: Muitas vezes, padrões emocionais podem ser identificados. Por exemplo, você pode notar que sempre tem compulsões após discussões familiares ou quando está se sentindo sobrecarregado no trabalho. Reconhecer esses padrões pode ajudá-lo a antecipar e lidar com os gatilhos emocionais de maneira mais eficaz.

Técnicas de Mindfulness: A prática da atenção plena (mindfulness) pode ser uma ferramenta valiosa para reconhecer e lidar com os gatilhos emocionais. O mindfulness envolve estar presente no momento, observando seus pensamentos e emoções sem julgamento. Isso pode ajudá-lo a se desconectar da resposta automática de comer compulsivamente.

Estratégias de Enfrentamento: Desenvolver estratégias saudáveis de enfrentamento emocional é essencial. Isso pode incluir o desenvolvimento de habilidades para lidar com o estresse, buscar apoio social, praticar técnicas de relaxamento e aprender a expressar e processar emoções de maneira construtiva.

Terapia: A terapia, como a terapia cognitivo-comportamental (TCC) ou a terapia interpessoal, pode ser altamente eficaz no tratamento da compulsão alimentar. Essas abordagens terapêuticas ajudam a identificar e modificar os pensamentos disfuncionais e a melhorar as habilidades de enfrentamento emocional.

Autoconhecimento: Conhecer a si mesmo e suas emoções é fundamental. Manter um diário emocional pode ser útil para rastrear padrões emocionais e identificar gatilhos.

O autoconhecimento permite que você tome medidas proativas para evitar a compulsão.

Apoio Profissional: Em casos graves de compulsão alimentar, é fundamental procurar apoio profissional. Um terapeuta especializado pode ajudá-lo a explorar as questões emocionais subjacentes, desenvolver estratégias eficazes de enfrentamento e trabalhar na construção de um relacionamento mais saudável com a comida.

Entender a psicologia por trás da compulsão alimentar é um passo importante na jornada para superá-la. Ao reconhecer e abordar os gatilhos emocionais e aprender estratégias de enfrentamento saudáveis, você pode tomar o controle de seus hábitos alimentares e alcançar uma relação mais equilibrada e positiva com a comida.

6. Estratégias para o Controle da Compulsão Alimentar

Neste ponto, discutiremos várias estratégias eficazes para o controle da compulsão alimentar. Abordaremos como iniciar o processo de conscientização e aceitação, explicaremos como a terapia cognitivo-comportamental pode ser aplicada para modificar comportamentos e pensamentos relacionados à comida, e detalharemos a técnica valiosa da alimentação consciente.

Iniciando o Processo de Conscientização e Aceitação:

O primeiro passo para controlar a compulsão alimentar é tornar-se consciente de seus hábitos alimentares e aceitar que esse é um desafio a ser enfrentado. Reconheça que você não está sozinho nessa jornada e que buscar ajuda é uma escolha corajosa. A aceitação é fundamental para iniciar qualquer processo de mudança.

Terapia Cognitivo-Comportamental (TCC): A TCC é uma abordagem terapêutica comprovadamente eficaz para tratar a compulsão alimentar. Ela se concentra em identificar e modificar os pensamentos disfuncionais e os comportamentos relacionados à comida. Com a orientação de um terapeuta especializado, você aprenderá a desafiar crenças negativas sobre si mesmo e a comida, desenvolver estratégias de enfrentamento saudáveis e estabelecer metas realistas para a recuperação.

Alimentação Consciente: A alimentação consciente é uma técnica que envolve prestar total atenção ao ato de comer, sem distrações. Isso significa saborear cada mordida, reconhecer as texturas e os sabores dos alimentos e estar presente no momento da refeição. A alimentação consciente ajuda a reduzir a compulsão alimentar, pois aumenta a consciência sobre as sensações de fome e saciedade, promovendo uma relação mais saudável com a comida.

Exercícios de Mindfulness: O mindfulness, ou atenção plena, pode ser incorporado à sua rotina diária. Praticar exercícios de mindfulness ajuda a diminuir a ansiedade e a impulsionar o autocontrole. Respiração profunda, meditação e exercícios de relaxamento são ferramentas valiosas para manter o equilíbrio emocional e evitar impulsos alimentares.

Plano de Refeições e Lanches: Elaborar um plano de refeições estruturado pode ajudar a evitar impulsos alimentares. Planeje refeições balanceadas ao longo do dia, incluindo lanches saudáveis.

Isso mantém os níveis de energia estáveis e reduz a probabilidade de comer compulsivamente devido à fome excessiva.

Identificação de Gatilhos: Continue identificando os gatilhos emocionais e situações que desencadeiam a compulsão alimentar. Mantenha um registro de suas experiências para reconhecer padrões. À medida que você identifica os gatilhos, pode desenvolver estratégias específicas para enfrentá-los.

Rede de Apoio: Busque apoio de amigos, familiares ou grupos de apoio para compartilhar suas lutas e conquistas.

Ter uma rede de apoio solidária pode fornecer motivação adicional e oferecer um espaço seguro para discutir desafios.

7. Buscando Ajuda Profissional

Para superar a compulsão alimentar e a ansiedade que muitas vezes a acompanha, é importante considerar a busca de ajuda profissional. Terapeutas especializados em transtornos alimentares e ansiedade podem oferecer orientação e suporte valiosos. Além disso, ter uma rede de apoio, como amigos e familiares, pode ser fundamental no processo de recuperação.

Exemplos de Superando a Compulsão Alimentar:

1. Controle da Ansiedade com Terapias Holísticas: Ana, uma mulher de 35 anos, enfrentava uma constante ansiedade que a levava a comer compulsivamente. Ela buscou ajuda de um terapeuta holístico que a guiou por técnicas de controle da ansiedade, incluindo meditação, terapias energéticas vibracionais e reiki. Com o tempo, Ana aprendeu a lidar com suas emoções de forma mais saudável, reduzindo seus episódios de compulsão alimentar.

2. Terapia Integrativa para Equilíbrio Emocional: João, de 40 anos, lidava com a ansiedade por meio da compulsão alimentar há anos. Ele decidiu explorar terapias integrativas como a acupuntura e a terapia de reprocessamento generativo. Essas abordagens o ajudaram a identificar gatilhos emocionais e a encontrar maneiras saudáveis de lidar com suas preocupações, resultando na diminuição significativa dos episódios de compulsão.

3. Encontrando Equilíbrio com Alimentação Consciente: Maria, uma jovem de 28 anos, buscava conforto na comida devido à ansiedade. Ela começou a praticar a alimentação consciente e se envolveu em grupos de apoio online que se concentram na relação entre ansiedade e compulsão alimentar. Com o tempo, Maria aprendeu a distinguir entre fome emocional e física, e desenvolveu estratégias para lidar com o estresse e a ansiedade de maneira mais saudável.

Estes são apenas exemplos de pessoas que encontraram sucesso ao combinar terapias holísticas integrativas com a busca de ajuda profissional para controlar a ansiedade e superar a compulsão alimentar. Cada jornada é única, e o caminho para a recuperação pode variar, mas o importante é reconhecer que existe apoio disponível para aqueles que buscam melhorar sua relação com a comida e viver uma vida mais equilibrada emocionalmente.

Buscando Conforto Emocional: Muitas pessoas usam a comida como uma maneira de lidar com emoções desconfortáveis, como ansiedade, tristeza ou raiva.

A busca de conforto emocional na comida é comum e como isso pode levar à compulsão alimentar.

Alívio Emocional na Comida: Compreender por que a comida é escolhida como um meio de alívio emocional é crucial. Abordaremos essa psicologia por trás da compulsão alimentar e suas raízes emocionais.

Identificando Gatilhos Emocionais: Reconhecer e lidar com os gatilhos emocionais que desencadeiam a compulsão alimentar é uma parte vital do enfrentamento desse transtorno. Discutiremos estratégias para identificar e gerenciar esses gatilhos.

8. Estratégias para o Controle

Conscientização e Aceitação: Os primeiros passos para superar a compulsão alimentar envolvem a conscientização e a aceitação da condição. Vamos abordar como iniciar esse processo.

Terapia Cognitivo-Comportamental (TCC): A TCC é uma abordagem eficaz no tratamento da compulsão alimentar. Explicaremos como essa terapia pode ser aplicada para mudar comportamentos e pensamentos relacionados à comida.

Alimentação Consciente: A prática da alimentação consciente envolve prestar atenção plena aos alimentos e aos sentimentos associados à alimentação. Mostraremos como essa técnica pode ser uma ferramenta valiosa para superar a compulsão.

9. Buscando Ajuda Profissional

Importância da Terapia Especializada: A ajuda de profissionais especializados em transtornos alimentares é fundamental. Abordaremos a importância de buscar orientação profissional para o tratamento adequado.

11. Seja um Apoio para Outros

Apoiando Amigos e Familiares: A compulsão alimentar afeta não apenas quem a vive, mas também aqueles ao seu redor. Ofereceremos orientações sobre como apoiar amigos e familiares que enfrentam esse desafio.

Este capítulo fornece uma compreensão abrangente da compulsão alimentar, suas conexões com a ansiedade e estratégias para enfrentá-la. Lembre-se de que, se você ou alguém que você conhece está lutando com a compulsão alimentar, buscar ajuda profissional é fundamental para uma recuperação eficaz.

A compulsão alimentar pode ser superada, e este livro está aqui para fornecer informações e suporte, mas não substitui a orientação de um profissional de saúde qualificado. Juntos, podemos trabalhar para alcançar uma relação saudável com a comida e uma vida mais equilibrada.

Continue sua jornada em direção à liberdade da compulsão alimentar e ao controle sobre sua saúde emocional e física. Você não está sozinho nessa jornada.

Apêndice 2:

S.O.S Emergencial:
o que fazer
em meio à uma
Crise de Ansiedade

Quando você está enfrentando uma crise de ansiedade, é essencial lembrar que há maneiras de lidar com a situação. Aqui estão algumas etapas a serem seguidas:

1. Respire profundamente: Concentre-se em respirar profundamente e lentamente para acalmar seu corpo.

2. Identifique pensamentos irracionais: Tente reconhecer os pensamentos negativos e distorcidos que podem estar alimentando sua ansiedade.

3. Distração saudável: Encontre uma atividade que possa desviar sua atenção da ansiedade, como ouvir música relaxante ou fazer exercícios leves.

4. Autoafirmações positivas: Diga a si mesmo que a crise é temporária e que você pode superá-la.

5. Evite estimulantes: Evite cafeína, álcool e outras substâncias que possam piorar a ansiedade.

6. Apoio social: Procure o apoio de amigos, familiares ou um terapeuta, se possível.

7. Técnicas de relaxamento: Pratique técnicas de relaxamento, como meditação ou ioga.

8. Concentre-se no presente: Evite pensar no futuro ou no passado, concentre-se no momento presente.

9. Consulte um profissional: Se as crises de ansiedade forem frequentes, considere procurar ajuda profissional.

10. Autoconhecimento: Aprenda a reconhecer os gatilhos de sua ansiedade para evitar futuras crises.

Como Identificar Rapidamente uma Crise de Ansiedade:

Para identificar rapidamente uma crise de ansiedade, esteja atento aos seguintes sinais:

1. Respiração rápida e superficial.

2. Batimentos cardíacos acelerados.

3. Sensação de aperto no peito.

4. Tremores ou sudorese excessiva.

5. Pensamentos negativos persistentes.

6. Inquietação ou agitação.

7. Sensação de desrealização ou despersonalização.

8. Medo intenso sem motivo aparente.

9. Incapacidade de se concentrar.

10. Sensação de estar fora de controle.

Se você ou alguém que você conhece apresentar esses sintomas, é importante buscar ajuda e aplicar as estratégias mencionadas anteriormente.

Como Identificar Pessoas Ansiosas:

Identificar pessoas ansiosas pode ajudá-lo a oferecer apoio. Esteja atento a esses sinais:

1. Preocupação constante com o futuro.

2. Inquietação frequente.

3. Dificuldade em relaxar.

4. Evitação de situações desafiadoras.

5. Preocupação excessiva com problemas pequenos.

6. Irritabilidade frequente.

7. Dificuldade em dormir.

8. Sintomas físicos inexplicáveis, como dores de cabeça ou dores no estômago.

9. Falta de concentração.

10. Necessidade constante de aprovação.

Ofereça apoio e encoraje a busca por ajuda profissional, se necessário.

10 Passos para Ajudar um Ansioso:

Ajudar alguém com ansiedade requer compreensão e empatia. Aqui estão 10 passos para oferecer suporte:

1. Ouça com empatia: Esteja disposto a ouvir sem julgamentos.

2. Ofereça apoio emocional: Mostre que você se importa e está disponível.

3. Eduque-se sobre a ansiedade: Entenda a condição para poder ajudar melhor.

4. Evite minimizar a ansiedade: Não diga coisas como "relaxe" ou "não se preocupe".

5. Encoraje o autocuidado: Promova hábitos saudáveis, como exercícios e sono adequado.

6. Acompanhe sem pressionar: Esteja presente, mas respeite o espaço da pessoa.

7. Ajude a identificar recursos profissionais: Oriente sobre a busca por terapia ou aconselhamento.

8. Seja paciente: A recuperação pode levar tempo, e altos e baixos são normais.

9. Evite confrontações: Não force a pessoa a enfrentar seus medos se não estiver pronta.

10. Celebre pequenas conquistas: Reconheça e elogie os progressos realizados.

Apêndice 3:

Ansiedade

em

Crianças e Adolescentes

Ansiedade em Crianças Abaixo de 5 Anos: Sintomas e Causas

As crianças pequenas também podem experimentar ansiedade, embora suas manifestações sejam diferentes das dos adultos. É essencial que os pais compreendam os sintomas e as causas da ansiedade em crianças com menos de 5 anos, para fornecer o apoio necessário.

Sintomas de Ansiedade em Crianças Abaixo de 5 Anos:

1. Choro Excessivo: As crianças pequenas podem chorar com frequência e sem motivo aparente quando estão ansiosas.

2. Recusa em Separar-se dos Pais: Uma das manifestações mais comuns de ansiedade nessa faixa etária é a dificuldade em separar-se dos pais, demonstrando angústia quando eles se ausentam.

3. Pesadelos e Terrores Noturnos: Crianças ansiosas podem experimentar pesadelos frequentes ou terrores noturnos, resultando em dificuldades para dormir.

4. Irritabilidade: A ansiedade pode tornar as crianças mais irritadiças e suscetíveis a mudanças de humor.

5. Medos Irracionais: Elas podem desenvolver medos irracionais, como medo de monstros, escuro ou animais.

6. Regressão Comportamental: Em resposta à ansiedade, as crianças podem regredir em termos de desenvolvimento, como voltar a chupar o dedo ou usar fraldas.

Causas da Ansiedade em Crianças Abaixo de 5 Anos:

1. Separação dos Pais: A ansiedade de separação é comum nessa faixa etária, especialmente quando os pais precisam se ausentar para o trabalho.

2. Mudanças Significativas: Mudanças importantes na vida da criança, como começar a escola ou mudar de casa, podem desencadear ansiedade.

3. Modelo dos Pais: As crianças são sensíveis ao comportamento dos pais; se eles também são ansiosos, isso pode influenciar os filhos.

4. Eventos Traumáticos: Experiências traumáticas, mesmo que não sejam lembradas conscientemente, podem causar ansiedade.

5. Temperamento da Criança: Alguns indivíduos têm uma predisposição genética para a ansiedade, o que pode torná-los mais suscetíveis.

Sentimento de Abandono quando os Pais se Ausentam para Trabalhar:

É natural que as crianças pequenas sintam-se inseguras quando os pais se ausentam para trabalhar. Para aliviar esse sentimento de abandono:

1. Comunique-se: Explique à criança onde você está indo, quando voltará e assegure-a de seu amor.

2. Estabeleça uma Rotina: Ter uma rotina previsível ajuda as crianças a se sentirem mais seguras.

3. Despedidas Afetuosas: Faça despedidas carinhosas, mesmo que breves, para mostrar que você voltará.

4. Ofereça Consolo: Se a criança estiver angustiada, ofereça conforto e tranquilize-a.

5. Tempo de Qualidade: Reserve momentos de qualidade quando estiver em casa para fortalecer o vínculo.

6. Profissionais de Saúde: Se a ansiedade persistir, considere consultar um profissional de saúde mental especializado em crianças.

Compreender e abordar a ansiedade em crianças pequenas é fundamental para o seu desenvolvimento emocional saudável. Pais que estão atentos aos sinais e fornecem apoio adequado podem ajudar suas crianças a enfrentar os desafios emocionais com confiança.

Ansiedade em Adolescentes

A adolescência é uma fase de transição marcada por mudanças físicas, emocionais e sociais significativas.

Durante esse período, os adolescentes enfrentam várias pressões e desafios que podem contribuir para a ansiedade.

Exigências dos Pais de Perfeição e Estudo:

1. Pressão Acadêmica: Muitos adolescentes enfrentam pressão dos pais para terem um desempenho acadêmico excepcional, o que pode criar ansiedade relacionada ao desempenho escolar.

2. Expectativas Irrealistas: Expectativas elevadas de perfeição podem sobrecarregar os adolescentes, levando a um medo constante de não corresponder às expectativas.

3. Comunicação Aberta: Os pais devem incentivar uma comunicação aberta, permitindo que os adolescentes expressem seus desafios escolares e emoções.

Uso Excessivo de Celular e Videogame:

1. Tecnologia como Fuga: O uso excessivo de dispositivos eletrônicos pode ser uma fuga da realidade e, em alguns casos, contribuir para a ansiedade.

2. Estabelecer Limites: Os pais podem definir limites saudáveis para o uso de dispositivos e promover atividades ao ar livre e sociais.

Ficar Fechado em Casa e Falta de Atividade Física:

1. Sedentarismo: A falta de atividade física pode levar ao aumento da ansiedade e do estresse.

2. Incentivo à Atividade Física: Os pais podem incentivar seus filhos a participar de esportes ou atividades físicas que gostem.

Ansiedade por Problemas Sociais:

1. Timidez e Inadequação: Adolescentes podem sentir ansiedade devido à timidez, sentimentos de inadequação ou medo de serem julgados pelos colegas.

2. Apoio Social: Promover oportunidades para construir amizades e apoiar o desenvolvimento da autoestima pode ajudar a lidar com esses problemas.

Padrões Estéticos e Imagem Corporal:

1. Pressão da Mídia: A exposição a padrões de beleza idealizados na mídia pode contribuir para a ansiedade em relação à imagem corporal.

2. Educação sobre Diversidade: Os pais podem educar os adolescentes sobre a diversidade de corpos e promover a aceitação de si mesmos.

Buscar Ajuda Profissional:

Se a ansiedade de um adolescente se tornar debilitante ou persistente, é fundamental procurar ajuda profissional, como terapia, para desenvolver habilidades de enfrentamento e lidar com os desafios emocionais de forma saudável.

Conclusão:

A adolescência é uma fase complexa da vida, repleta de desafios que podem desencadear ansiedade. Os pais desempenham um papel crucial em apoiar seus filhos, promovendo um ambiente de apoio, comunicação aberta e ensinando estratégias de enfrentamento saudáveis. Juntos, pais e adolescentes podem enfrentar as pressões e desafios dessa fase com mais confiança e resiliência.

Lidando com a Ansiedade no Ambiente Acadêmico: Enfrentando Desafios com Confiança

A ansiedade no contexto acadêmico é uma experiência comum que muitos estudantes enfrentam ao longo de suas jornadas educacionais. A pressão para ter um desempenho excepcional, a ansiedade em relação às provas e a insegurança em situações sociais, como apresentações em público, são desafios típicos. No entanto, é possível aprender a lidar com esses sentimentos de maneira saudável.

1. A Pressão Acadêmica:

A busca pela excelência acadêmica pode gerar uma carga significativa de ansiedade. A preocupação constante com notas, prazos e expectativas externas pode levar ao estresse e à sensação de incapacidade.

Dica: Estabeleça metas realistas, divida tarefas em partes menores e busque ajuda quando necessário, como tutoria ou orientação acadêmica.

2. Ansiedade em Relação às Provas:

A ansiedade antes de um exame é comum, mas o medo de não ter um bom desempenho pode ser avassalador. Esse tipo de ansiedade pode atrapalhar o desempenho real.

Dica: Pratique técnicas de relaxamento, como respiração profunda, antes dos exames e adote métodos de estudo eficazes para se sentir mais preparado.

3. Medo de Falar em Público:

Apresentações em público são um desafio para muitos estudantes, independentemente do nível de educação.

O medo de julgamentos e de cometer erros pode causar ansiedade intensa.

Dica: Prepare-se bem, pratique sua apresentação várias vezes e lembre-se de que a maioria das pessoas não nota pequenos erros.

4. Insegurança e Autoimagem:

A insegurança sobre a própria capacidade intelectual e a autoimagem podem alimentar a ansiedade no ambiente acadêmico.

Dica: Trabalhe na construção de uma autoimagem positiva, valorizando suas habilidades e reconhecendo que todos cometem erros e enfrentam desafios.

5. Buscar Apoio:

Não hesite em procurar apoio emocional e acadêmico quando necessário. Conversar com um terapeuta, conselheiro ou orientador pode ajudar a desenvolver estratégias para lidar com a ansiedade.

A ansiedade no ambiente acadêmico é uma experiência comum, mas não deve impedir que os estudantes alcancem seus objetivos.

Ao adotar estratégias de enfrentamento, buscar apoio e manter uma perspectiva realista, é possível superar os desafios e enfrentar a educação com confiança e resiliência. Aprender a lidar com a ansiedade é uma habilidade valiosa que pode beneficiar não apenas a vida acadêmica, mas também o bem-estar geral.

Como os Pais Podem Auxiliar os Filhos a Lidar com a Ansiedade no Ambiente Acadêmico:

1. Comunicação Aberta: Estabeleça um ambiente de comunicação aberta, onde os filhos se sintam à vontade para expressar suas preocupações e medos sem julgamento.

2. Incentivo Positivo: Elogie os esforços e as conquistas dos filhos, independentemente dos resultados acadêmicos.

Reforce a ideia de que fazer o melhor que podem é suficiente.

3. Ajuda com Estratégias de Estudo: Ofereça apoio prático, ajudando os filhos a desenvolverem técnicas de estudo eficazes e a gerenciarem seu tempo.

4. Promoção de Atividades de Lazer: Incentive a participação em atividades extracurriculares e hobbies que proporcionem um equilíbrio entre estudos e relaxamento.

5. Modelagem de Comportamento Saudável: Os pais podem ser modelos de enfrentamento saudável da ansiedade, demonstrando como lidar com o estresse de maneira construtiva.

6. Monitore os professores e ouça seu filho: Monitore os professores e ouça atentamente seus filhos. É crucial para os pais desenvolverem uma capacidade crítica para identificar quando seus filhos estão enfrentando situações reais de pressão ou discriminação no ambiente escolar. É importante lembrar que ser professor não é garantia de integridade. Assim como em todas as profissões, há indivíduos de caráter duvidoso, inclusive entre os educadores.

Seu filho deve sentir-se à vontade para relatar qualquer situação que esteja acontecendo na escola aos seus portos seguros, que são os pais. A comunicação aberta e honesta é essencial. Ao ouvir atentamente, os pais podem compreender melhor as experiências de seus filhos e agir de consequência, garantindo que eles tenham um ambiente escolar seguro e positivo para prosperar.

O Que os Pais Devem Evitar Absolutamente:

1. Pressão Excessiva: Evite impor expectativas irreais de perfeição acadêmica. A pressão intensa pode levar à ansiedade.

2. Comparação com Outros: Não compare seus filhos com os outros, pois cada um tem seu próprio ritmo de aprendizado e suas habilidades únicas.

3. Culpa e Críticas Destrutivas: Evite culpar ou criticar seus filhos por seu desempenho acadêmico. Isso pode aumentar a ansiedade e prejudicar a autoestima.

4. Interferência Excessiva: Deixe seus filhos aprenderem com seus próprios erros. Interferir excessivamente pode impedi-los de desenvolver habilidades de enfrentamento.

5. Desvalorização dos Sentimentos: Não minimize os sentimentos de ansiedade de seus filhos. Leve-os a sério e ofereça apoio.

Mães Narcisistas e Outros Tipos de Pais que Podem Causar Ansiedade:

Mães narcisistas e outros tipos de pais que podem contribuir para a ansiedade de seus filhos incluem:

1. Pais Controladores: Pais que tentam controlar cada aspecto da vida de seus filhos, incluindo suas escolhas acadêmicas, podem gerar ansiedade.

2. Pais Críticos: Pais que constantemente criticam seus filhos, nunca estão satisfeitos e destacam falhas podem minar a autoestima e causar ansiedade.

3. Pais Super protetores: Pais super protetores podem impedir que seus filhos desenvolvam a independência necessária para enfrentar desafios, o que pode resultar em ansiedade.

4. Pais que Vivem Através dos Filhos: Quando os pais projetam suas próprias expectativas e sonhos nos filhos, isso pode levar a uma carga emocional intensa e ansiedade para os jovens.

5. Uma mãe narcisista, que é focada excessivamente em sua própria imagem e necessidades, muitas vezes negligencia as emoções e necessidades de seus filhos. Esse comportamento egoísta pode criar um ambiente emocionalmente instável, onde os filhos se sentem constantemente inadequados, não ouvidos e desvalorizados. A pressão para atender às expectativas irreais da mãe narcisista pode levar a sentimentos intensos de ansiedade e inadequação, afetando significativamente o bem-estar emocional da criança.

É essencial que os pais reconheçam seu papel no bem-estar emocional de seus filhos. Promover um ambiente de apoio, empatia e aceitação é fundamental para ajudar os filhos a desenvolverem confiança e resiliência, enquanto evitam práticas que podem contribuir para a ansiedade.

Se a ansiedade persistir, considerar a busca de orientação profissional, como a terapia familiar, pode ser benéfico.

Uma mãe narcisista é alguém cujo comportamento é dominado pelo narcisismo, uma condição de egocentrismo extremo e falta de empatia.

Ela muitas vezes se comporta de forma manipuladora, exigindo atenção constante, validação e admiração.

Ela tende a menosprezar e ignorar as necessidades emocionais e individuais de seus filhos, buscando constantemente a validação externa.

A criança de uma mãe narcisista muitas vezes se sente desvalorizada, usada como um meio para satisfazer as necessidades emocionais da mãe, e é frequentemente alvo de críticas injustas. Esse ambiente pode levar a problemas emocionais, incluindo ansiedade, baixa autoestima e dificuldades nos relacionamentos.